Vorwort

„(Schmerz-)therapie" und –diagnostik bei Tumorkranken hat sich grundsätzlich daran zu orientieren, inwieweit die mit der Therapie verbundene Belastung im Verhältnis zum Nutzen steht. Diese Frage wird vor allem im Rahmen der Palliativtherapie zu stellen sein, wenn Entscheidungen über weitere invasive Therapien anstehen. Wir müssen uns fragen, ob strahlentherapeutische Maßnahmen sinnvoll sind, wenn mit einer medikamentösen Schmerztherapie der gleiche Effekt erreicht werden kann. Auf der anderen Seite müssen wir uns aber auch die Frage gefallen lassen, ob es sinnvoll ist, eine mit der medikamentösen Schmerztherapie verbundene Sedierung hinzunehmen, wenn, wie beim Rektumkarzinomrezidiv, die Strahlentherapie weitaus effektiver die Schmerzen zu lindern vermag. Mit diesem Beispiel sollte deutlich gemacht werden, dass die Schmerztherapie bei tumorkranken Menschen immer interdisziplinär zu erfolgen hat unter der Voraussetzung, dass jedes Verfahren die momentane Situation des Betroffenen mit berücksichtigt. Kausale Therapieverfahren (Chemo- Hormon-therapie, Radiotherapie oder operative Eingriffe), die sich ausschließlich am Tumor orientieren bei denen Nebenwirkungen in Kauf genommen werden, sollten aber dennoch ins therapeutische Konzept einbezogen werden. Die gleichzeitige Mitbehandlung dieser Nebenwirkungen muss Aufgabe eines jeden onkologisch tätigen Arztes sein.

Seit der Einführung neuer medikamentöser Therapeutika, ist die Notwendigkeit zur invasiven Schmerztherapie deutlich zurückgegangen, so dass invasive Maßnahmen mit 0,4 - 1% nur noch rückenmarknahe Applikationsverfahren einschließen. Neurolytische Therapien haben einen begrenzten Einsatz: Die lumbale Grenzstrangneurolyse bei viszeralen Schmerzen im unteren Abdomen oder die Ggl. coeliacus-Neurolyse bei oral nicht therapierbaren Oberbauchschmerzen visceralen oder neuroapathischen Ursprungs.

Die Schmerztherapie erfolgt zu 80% mit oralen Analgetika. Wollten wir Schmerzen bei Tumorpatienten nur als somatisches Geschehen abtun, wären wir mit unserer Weisheit bald am Ende. Daher müssen alle Nöte, Sorgen und Ängste der Betroffenen und deren Angehörige in das „therapeutische" Konzept mit einbezogen werden.

In der 17. Auflage wurden vornehmlich Dosierungsangaben bei den Medikamenten überprüft und dort, wo es notwendig schien, durch Literaturangaben ergänzt. Grundsätzlich möchte ich darauf hinweisen, dass in vielen Fällen nicht auf evidenzbasierte Daten zurückgegriffen werden kann, da Vieles in der Schmerztherapie auf Erfahrungswerten beruht, so dass ich vorsorglich darauf hinweise, dass alle Angaben grundsätzlich zu überprüfen sind.

In jeder Neuauflage werden immer wieder Korrekturen vorgenommen, die sowohl therapeutische Belange als auch grammatikalische und orthographische tangieren. Die Orthographie entspricht nicht den neuen Regeln. **Trotz sorgfältigster Recherche einerseits, andererseits aufgrund eigener Erfahrungen kann keine Gewähr übernommen werden, dass sich Satz- oder Druckfehler einschleichen. Daher müssen alle Angaben zur medikamentösen Dosierung persönlich überprüft werden. Die Angaben können immer nur Näherungswerte sein. Gegenüber der 16. Auflage mussten bei den Medikamentendosierungen Korrekturen vorgenommen werden. Dies war nur möglich, weil aufmerksame Leser darauf hinwiesen, wofür ich mich bedanke.**

Therapieoptionen, die im Rahmen der symptomorientierten Palliativmedizin zur Verfügung stehen, werden kurz erwähnt. Hierbei handelt es sich ausschließlich um Therapievorschläge zur Behandlung der häufigsten in der Palliativmedizin auftretenden Symptome.

An dieser Stelle möchte ... llegen richten, die mit konstruktiver ... lieser kleinen Taschenfibel beigetrage...

Bremen, im März 2005   ... Willenbrink

Inhaltsübersicht

Seite

Nomenklatur	06
Neurologische Tafeln	08
Einführung	14
Grundregeln der Schmerztherapie	15
Klassifikation der Schmerzursachen	16
Ätiologie des Tumorschmerzes	17
Pathogenese der Schmerzursachen	18
Grundsätzliche Probleme in der Schmerztherapie' unter Berücksichtigung der Pathophysiologie	19
Schmerzdiagnostik	20
Tumor- oder therapieassoziierte Schmerzsyndrome	21
Schmerzcharaktere unter Berücksichtigung des Pathomechanismus	27
Differentialdiagnostische Schwierigkeiten	29
Tumor- oder therapieassoziierte Schmerzsyndrome	30
Soforttherapie bei schwersten Schmerzzuständen	**31**
Medikamentöse Schmerztherapie	32
Das WHO-Stufenschema der Schmerztherapie	33
Übersicht der Nichtopioid-Analgetika	**38**
Opioid-Analgetika:	43
Übersicht der schwach wirksamen Opioide – Stufe II	**46**
Übersicht der stark wirksamen Opioide – Stufe III	49
Übersicht der stark wirksamen Opioide – Stufe II / III	60
Übersicht der stark wirksamen Opioide – Stufe III-enteral	61
Übersicht der stark wirksamen Opioide	**62**
Wie beginne ich mit der Opioideinstellung	63
Nebenwirkungen der Opioide und deren Nebenwirkungen	**65**
Opioidwechsel	67
Applikationsformen der Opioide und andere Substanzen	68
Kontinuierlich orale, transkutane/subcutane, intravenöse, peridurale und intrathekale Applikation	
Co-Analgetika	77
Antidepressiva	78
Antikonvulsiva, Neuroleptika	79
Ketamin, Kortikosteroide	80
Kalzitonin, Bisphosphonate	81
Nuklearmedizinische Methoden	82

Inhaltsübersicht

Tumorschmerztherapie bei Kindern — 85
Dosierung der Oipioid- und Nicht-Opioidanalgetika — 89

Palliativmedizin — 91
Prinzipien der Symptombehandlung
- Stomatitis/Mukositis — 92
- Nausea/Emesis — 92
- Singultus — 93
- **Obstipation** — **93**
- Dyspnoe — 95
- Todesrassel — 96

Port- und Pumpensysteme — 97
Procedere der Port- und Pumpenimplantation — 99
- Titration — 100
- Technik der Intravenösen Port- und Kathetderimplantation — 101
- Technik der Pumpennplantation — 102
- Füllen der Medikamentenpumpe — 103
- Komplikationen der Port- und Pumpenimplantation — 104
- **Besondere Hinweise zur Port-Pflege** — **106**

Therapeutische Schritte nach pathogenetischen Gesichtspunkten — 111
Zusammenfassung — 114

Betäubungsmittelverordnung — 115
Das BTM-Rezept – Der „Betäubungsmittelanforderungsschein" — 120
Beispiel eines Verordnungsplanes — 124

Enterale und parenterale Ernährung. PEG, PEJ-Sonden — 125
Neurolytische Nervenblockaden — 131
Regionalanästhesiologische Methoden — 135
Anhang/Produktbeschreibung — 150
Anhang/VAS-Scala — 154
PCA-Patientenkontrollierte Analgesie — 155
Opioidapplikationstabellen — 160
Morphinkonzentration und Laufgeschwindigkeit bei pumpengesteuerter gesteuerter spinaler, periduraler, intravenöser und subcutaner Applikation

Literaturverzeichnis — 164

Nomenklatur

Allodynie
Schmerzauslösung durch Reize, die normalerweise keinen Schmerz verursachen (z.B. Berührung) **und auch nach dem Ende der Reizausübung noch anhalten**

Analgesie
Fehlende Schmerzempfindung bei schmerzhaften Reizen

Dysästhesie
Unangenehme Empfindungen, spontan entstehend oder provozierbar durch Berührung

Hyperästhesie
Verstärkte Empfindung auf schmerzhafte und nicht schmerzhafte Reize (Schwellenerniedrigung)

Hyperalgesie
Verstärktes Empfinden auf einen normalen schmerzhaften Reiz

Hyperpathie
Gesteigerte Reaktion auf wiederholte Reize bei erhöhter Schwelle

Kausalgie (sympathisch unterhaltener Schmerz) CRPS I u. II
Komplexes Syndrom, das durch einen brennenden Dauerschmerz, Allodynie und Hyperpathie nach einer Nervenläsion gekennzeichnet ist und mit vegetativen und trophischen Veränderungen einhergeht

Neuralgie
Schmerz im Versorgungsgebiet eines oder mehrerer Nerven ohne direkte Schädigungszeichen desselben

Neuropathie
Funktionsstörung oder pathologische Veränderung eines Nerven (Mononeuropathie), verschiedener Nerven (Polyneuropathia multiplex) oder distal und bilateral (Polyneuropathie)

Reflex	Peripherer Nerv	Segment bzw. Spinalwurzeln	Erfolgsmuskel
Skapulohumeral-reflex	N. axillaris N. suprascapularis	C 4–6	Mm. infraspinatus et teres minor
Biceps-brachii-Reflex	N. musculo-cutaneus	C 5–6	M. biceps brachii
Brachioradialis-Reflex	N. radialis (N. musculo-cutaneus)	C 5–6	M. brachio-radialis (+ Mm. biceps et brachialis)
Triceps-brachii-Reflex	N. radialis	C 7	M. triceps brachii
Daumenreflex	N. medianus	C 6–8	M. flexor pollicis longus
Finger- und Hand-streckerreflex	N. radialis	C 6–8	Hand- und Finger-extensoren
Fingerbeugereflex	N. medianus (N. ulnaris)	C 7–8 (Th 1)	Mm. flexor digitorum super-ficialis (et profundus)
Epigastrischer Reflex	Nn. intercostales	Th 5–6	M. transversus abdominis
Bauchhautreflex	Nn. intercostales N. hypogastricus	Th 7–12	Abdominal-muskulatur
	N. ilioinguinalis	Th 12–L 1	Mm. obliquus int. et transvers. abdom.
Cremasterreflex	R. genitalis des N. genitofemoralis	L 1–2	M. cremaster
Adduktorenreflex	N. obturatorius	L 2-3-4	Mm. adductores
Quadriceps-femo-ris-Reflex	N. femoralis	L 2-3-4	M. quadriceps femoris
Glutäalreflex (klinisch meist nicht relevant)	Nn. glutaeus superior et inferior	L 4-5–S 1	Mm. glutaeus medius et maximus
Tibialis-posterior-Reflex	N. tibialis	L 4–S 3	M. tibialis posterior
Semimembranosus- und Semitendino-susreflex	N. ischiadicus	L 4–S 1	Mm. semitendino-sus et semimem-branosus
Biceps-femoris-Reflex	N. ischiadicus	S 1–2	M. biceps femoris
Triceps-surae-Reflex	N. tibialis	S 1–2	M. triceps surae
Bulbo-cavernosus-Reflex	N. pudendus	S 3–4	M. bulbo-cavernosus
Analreflex	N. pudendus	S 5	M. sphincter ani externus

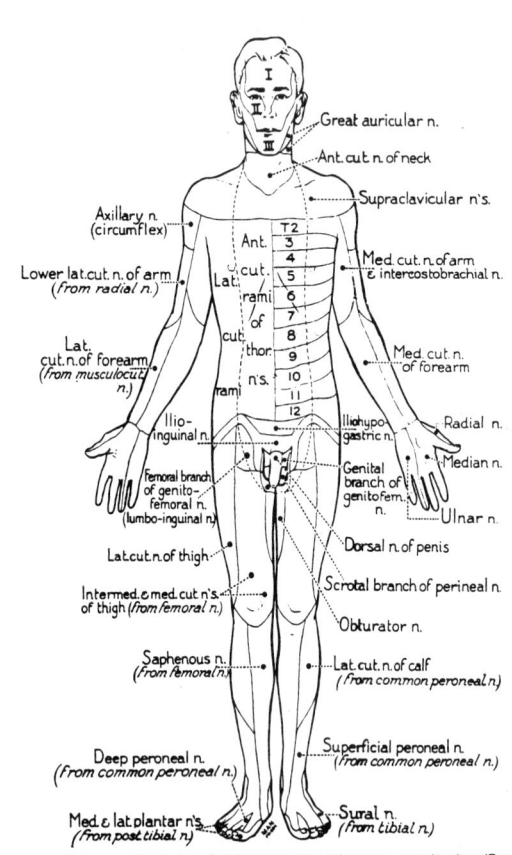

Cutaneous distribution of peripheral nerves in humans—anterior view. (Reprinted with permission from Haymaker W, Woodhall B: Peripheral Nerve Injuries, 2nd ed. Philadelphia: WB Saunders, 1953.)

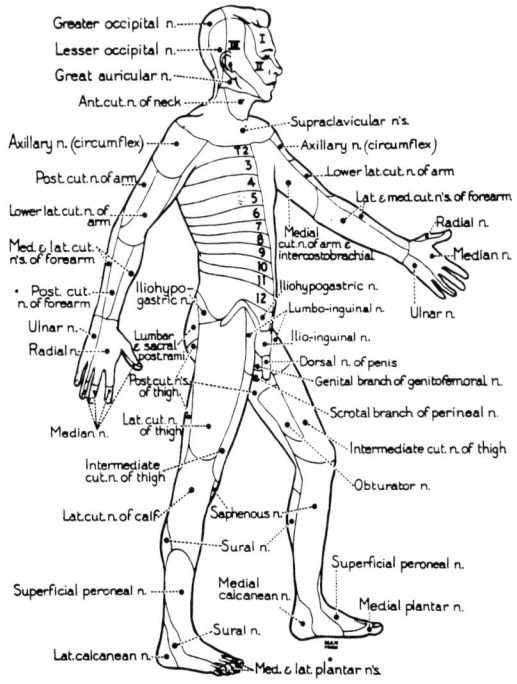

Neurologische Tafeln

Cutaneous distribution of peripheral nerves in humans—lateral and axial view.
(Reprinted with permission from Haymaker W, Woodhall B: Peripheral Nerve Injuries, 2nd ed. Philadelphia: WB Saunders, 1953.)

Neurologische Tafel

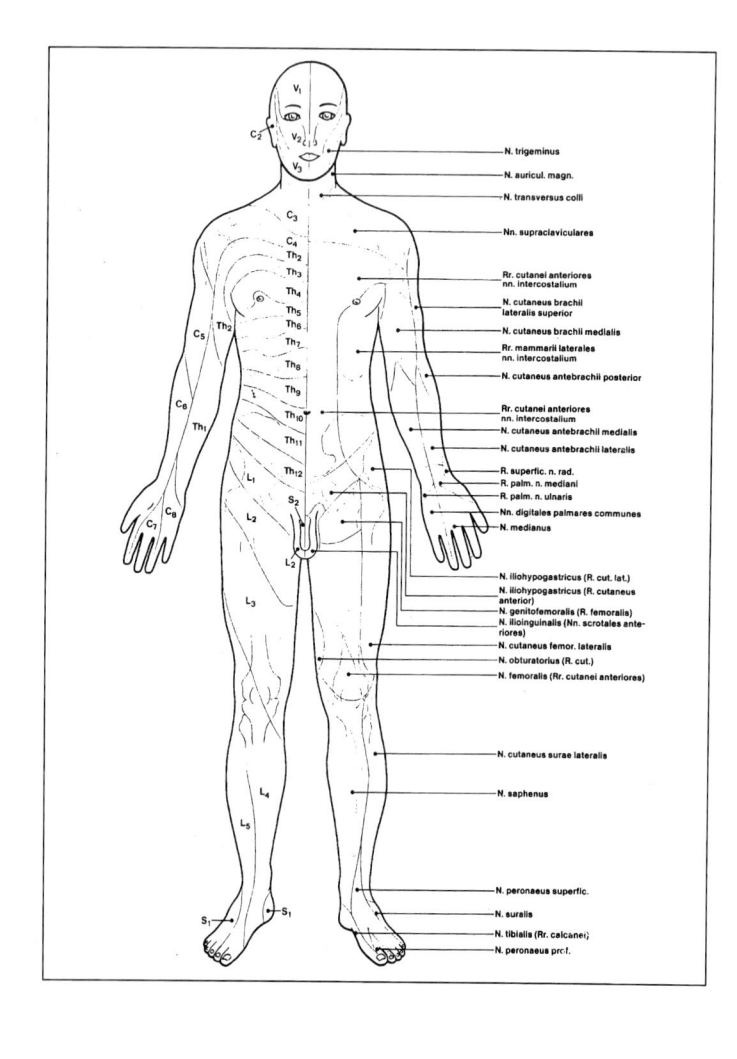

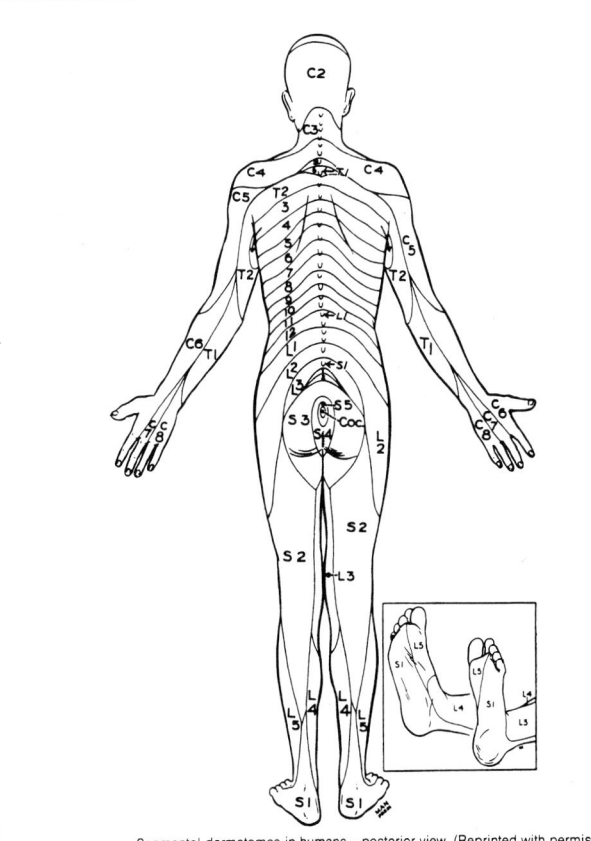

Neurologische Tafel

Segmental dermatomes in humans—posterior view. (Reprinted with permission from Haymaker W, Woodhall B: Peripheral Nerve Injuries, 2nd ed. Philadelphia: WB Saunders, 1953.)

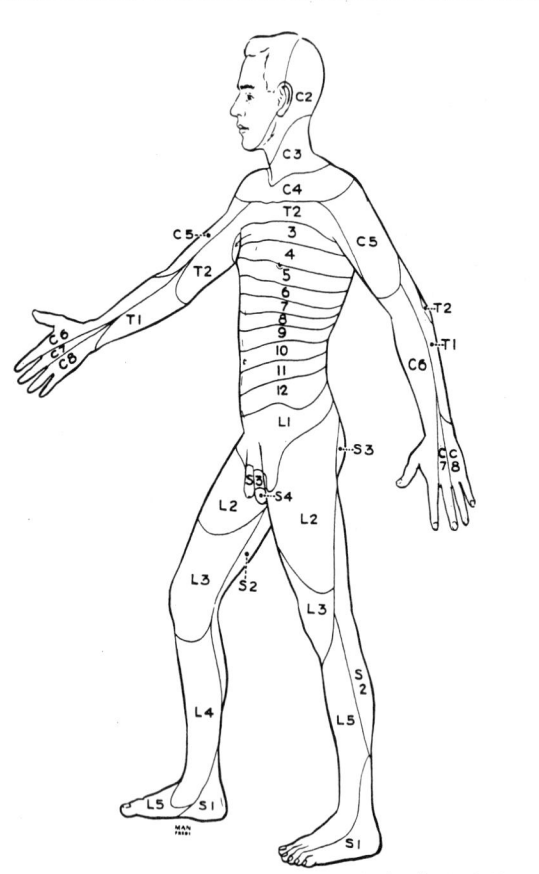

Segmental dermatomes in humans—lateral and axial view. (Reprinted with permission from Haymaker W, Woodhall B: Peripheral Nerve Injuries, 2nd ed. Philadelphia: WB Saunders, 1953.)

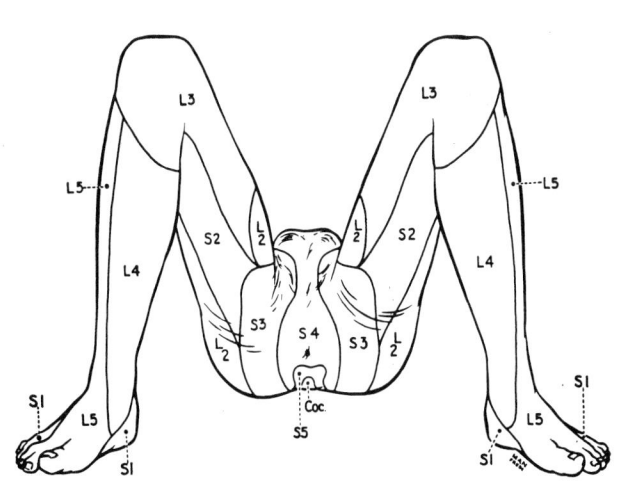

Neurologische Tafel

Segmental dermatomes in humans—perineal view. (Reprinted with permission from Haymaker W, Woodhall B: Peripheral Nerve Injuries, 2nd ed. Philadelphia: WB Saunders, 1953.)

Grundlage einer effizienten Tumorschmerztherapie ist die Diagnostik der auslösenden Ursache bzw. des schmerzauslösenden Mechanismus.
Da es den "Tumorschmerz" per se nicht gibt, muss aufgrund der Ursachenvielfalt der psychosoziale Aspekt immer mitberücksichtigt werden. Das heißt:

> 1. Ist der Patient adäquat über seine Grunderkrankung informiert bzw. aufgeklärt?
>
> 2. Belastet die familiäre Situation den gesamten Krankheitsverlauf?
>
> 3. Wie wirken Sie als Behandelnde(r) auf den Patienten(in)?
>
> 4. Das Ausmaß und damit die Intensität der Diagnostik ist vom Krankheitsstadium abhängig

Ziel der Therapie ist eine langfristige Linderung durch eine **Dauertherapie**. Wichtig ist, dass eine individuelle Medikation nach einem Schema erstellt wird. Wenn die Einstellung der Schmerzen unter Ruhebedingungen stattfinden kann, folgt nach einer anfänglichen Titrationsphase (Ermittlung der individuellen Bedarfsmenge eines Analgetikums) die Stabilisationsphase (S. 63, 100).

Bei anhaltendem Schmerz dürfen die **Einnahmeintervalle nicht länger als die Wirkdauer** (S. 48, 60) einer Substanz sein. Schmerzfreiheit soll nicht mit Bewusstseinstrübung einhergehen.
Besprechen Sie Begriffe wie Sucht, Abhängigkeit und Toleranzentwicklung mit Ihrem Patienten (S. 45). Denken Sie daran, frühzeitig physiotherapeutische Verfahren wie Lymphdrainagen, Massagen oder Wärme/Kältetherapie mit einzubeziehen. Grundsätzlich sollten Sie über häufig wiederkehrende Nebenwirkungen der Opioide wie Obstipation, Müdigkeit, Desorientiertheit und Ödemen hinweisen. Zumindest in der Einstellungsphase soll das Führen eines Kraftfahrzeuges eingestellt werden. Wenn Sie Zweifel haben, lassen Sie sich schriftlich bestätigen, dass Sie beim Aufklärungsgespräch darauf hingewiesen haben.

Grundregeln der Schmerztherapie

* Abklärung der Symptome vor der Behandlung. Häufig haben bestimmte Schmerzcharakteren ursächlich nichts mit dem Tumor zu tun.

* Der Pathomechanismus ist Grundlage der Behandlung.

* Die Behandlungsmöglichkeiten müssen mit dem Patienten und dessen Familie besprochen werden.

* Medikamentöse Therapien müssen häufig mit anderen, z.B. physikalischen kombiniert werden.

* Analgetika-Therapien **nach einem Zeitschema und zusätzlich nach Bedarf** festlegen.

* Wägen Sie therapeutische Möglichkeiten sorgfältig ab. Wie belastend sind neurochirurgische Eingriffe oder anästhesiologische Blockadetechniken für den Patienten.

* Hinzuziehen kausaler Therapiemaßnahmen: Strahlentherapie bei Knochmetastasen, Chemo- oder / und Hormontherapie, palliativ operative Eingriffe.

* Physikalische Maßnahmen: Massagen, Krankengymnastik, Wärme/Kältebehandlung sind immer mit einzubeziehen.

* Bedenken Sie, dass das Schmerzempfinden in den Abendstunden zunehmen kann weil entsprechende Ablenkungs- und Kompensationsmechanismen fehlen (14).

* Im Bereich der onkologischen Rehabilitation treten Schmerzen oft erst nach Wochen auf. Reaktive Depressionen folgen dieser Schmerzsymptomatik. Die Bewusstwerdung der Krankheit wird durch den Schmerz oftmals eingeleitet. Nicht die Änderung der Schmerzmedikation ist die notwendige Konsequenz, sondern das ausführliche, einfühlsame Gespräch mit dem Patienten. In Ausnahmefällen können in dieser Situation Antidepressiva eingesetzt werden.

* Anxiolytika oder Antidepressiva sind nur dann indiziert, wenn aufklärende und unter stützende Gespräche erfolglos bleiben. Einen festen Platz haben sie als Ko-Analgetika.

* Denken Sie daran, medikamentös bedingte, zu erwartende Nebenwirkungen wie **Erbrechen, Obstipation, Unruhe oder Angst mitzubehandeln.**

Klassifikation der Schmerzursachen

Nozizeptorschmerz

somatisch | **visceral**

Haut | sympathisch innervierte Organe
Bindegewebe |
Muskulatur | parenchymatöse Organe
Knochen | Hohlorgane
 | Peritoneum

Neuropathischer Schmerz

peripher | **zentral**

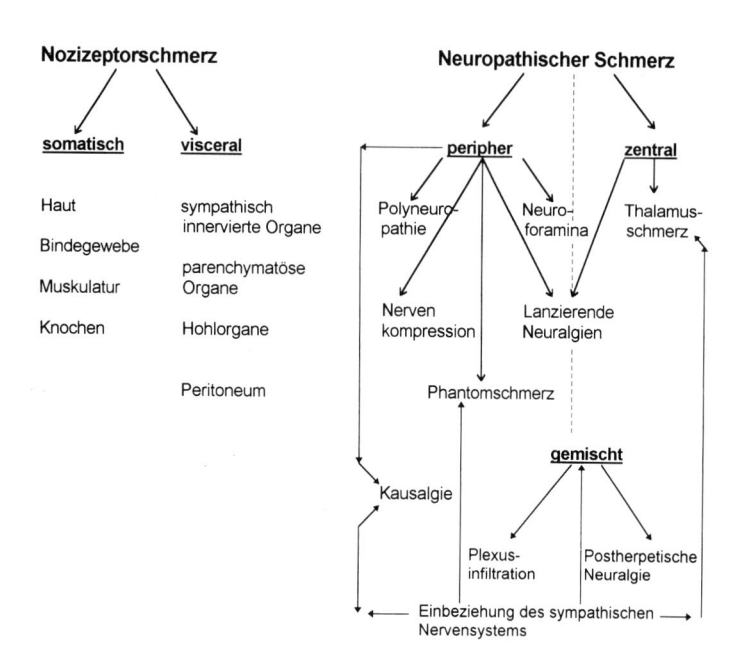

- Polyneuropathie
- Neuroforamina
- Thalamusschmerz
- Nervenkompression
- Lanzierende Neuralgien

Phantomschmerz

gemischt
- Plexusinfiltration
- Postherpetische Neuralgie

Kausalgie

← Einbeziehung des sympathischen Nervensystems →

Ätiologie des Tumorschmerzes

Verschiedene anatomische und neurophysiologische Komponenten sind Ursache **der Schmerzen,** die bei Tumor- und nicht tumorbedingten Erkrankungen auftreten können. Sie werden unterschieden in:

Tumorbedingt
Infiltration oder Kompression von Nervengewebe
Weichteilinfiltration
Infiltration von Hohlorganen
Knochenmetastasen

Therapiebedingt
Schmerzen im Rahmen der medikamentösen, antineoplastischen Therapie
Stomatitis / Orale Mukositis
Periphere Neuropathie
Steroidebedingte Osteonekrose

Strahlentherapiebedingte Schmerzen
Osteoradionekrose
Myelopathie
Plexopathie

Postchirurgisch bedingte Schmerzen
Postmastektomie-Syndrom
Postthorakotomie-Syndrom
Stumpf (Neurom)- und Phantomschmerzen

Tumorassoziiert
Myofasciale Schmerzen infolge statischer Fehlhaltung durch Wirbelkörperosteolysen oder nach Bestrahlung
Postzosterneuralgie
Paraneoplastische Syndrome (z.B. Arthralgien, sek. Morbus Raynaud)

Indirekt verursacht
Pathologische Frakturen
Obstruktion von Hohlorganen
Peritumorale Entzündung

Tumorunabhängig
Osteoporose (auch therapiebedingt)
Degenerative Erkrankungen
Arthritis
Migräne
Trigeminusneuralgie

Pathogenese der Schmerzursachen

Für die Diagnostik dieser Schmerzphänomene, ist es sehr hilfreich, die Pathogenese verschiedener Schmerzarten zu kennen, denn hieraus ergeben sich erste Konsequenzen für die weitere Therapieplanung. <u>Bei der Therapieplanung ist immer der gegenwärtige Zustand des Patienten mit zu berücksichtigen.</u> Danach wird unterschieden zwischen <u>Nozizeptorschmerzen</u> somatischen und visceralen Ursprungs und <u>neuropathischen Schmerzen,</u> der zentrale oder periphere Ursprung sein können. Des weiteren treten <u>paraneoplastisch bedingte Schmerzzustände</u> auf, die nozizeptiven oder zentral neuropathischen Ursprungs sind, deren Auftreten durch die Pathophysiologie allein nicht mehr zu erklären sind.

Nozizeptorschmerzen

Voraussetzung ist die direkte Gewebeschädigung. Knöchern bedingte Schmerzen aufgrund von Osteolysen werden als <u>somatische Schmerzen</u> eingestuft. Sie sind gut lokalisierbar und werden als dumpf und bohrend charakterisiert. Schmerzen, die den abdominalen Organen zugeordnet werden, bezeichnet man als <u>viscerale Schmerzen</u>. Diese sind in der Regel kolikartig und schlecht lokalisierbar.

Neuropathische Schmerzen

Sie werden dem zentralen und peripheren Nervensystem zugeordnet. Ihnen gemeinsam ist, dass der Ursprung der Entstehung ein anderer ist als das Gebiet, in dem sie wahrgenommen werden. Daher spricht man auch von übertragenen Schmerzen. Neuropathische Schmerzen werden unterteilt in <u>neuralgieforme</u> Schmerzen, deren Ursache eine Nervenkompression oder Nerveninfiltration ist. Beim Bronchialkarzinom kann es die Infiltration des Plexus brachiales sein, beim Mamma-Karzinom die Infiltration der Nn. intercostales oder beim Pankreas-Karzinom die des Plexus coeliacus. Diese Schmerzen werden häufig als *brennend und einschießend* beschrieben. Die Projektion erfolgt in der Regel in das Versorgungsgebiet der/des Nerven. Bevor eine motorische Schädigung auftritt werden vor allem Sensibilitätsstörungen angegeben. Treten zu diesen Schmerzen Hautveränderungen als Folge einer Durchblutungsstörung oder eine Veränderung der Schweißneigung auf, kann von einer Mitbeteiligung des autonomen, sympathischen Nervensystems ausgegangen werden. Diese kausalgieformen Schmerzen werden keinem spezifischen Nerven zugeordnet, klassisch ist das gleichzeitige Auftreten einer Allodynie. Diese werden als <u>Sympathalgien</u> bezeichnet. Bei der Infiltration des Plexus cervikothorakale beispielsweise durch Lymphome ist das Horner-Syndrom typisch. Werden Nerven durch Tumorinfiltration komplett durchtrennt, zentral oder im Bereich der Nervenwurzel, spricht man von <u>Deafferentierungsschmerzen</u>.

Grundsätzliche Probleme in der Schmerztherapie
unter Berücksichtigung der Pathophysiologie

In den meisten Fällen benötigen Tumorpatienten Stufe III-Opioide. Eine generelle Bevorzugung eines bestimmten Opioids in Abhängigkeit der Ätiologie des Schmerzes gibt es nicht. Bei den **oralen Opioiden** sind die **Nebenwirkungen nahezu identisch** bezüglich der Intensität und Art. Sprechen Sie ruhig einmal über den Libidoverlust.
Wichtig ist, zu erkennen, wann Dosissteigerungen zu einer sog. **Eskalation** führen: Ausbleiben der erwünschten Verbesserung der Schmerzlinderung unter dauerhafter Dosissteigerung innerhalb weniger Tage um ein Mehrfaches der letzten adäquat wirkenden Opioiddosis. Hier sollte auf jeden Fall ein **Opioidwechsel** erfolgen bevor der Zugangsweg geändert wird. In solchen Fällen kann neben der oralen Gabe **zusätzlich subcutan oder intravenös** die Analgesie mit dem gleichen Opioid erfolgen. Führt dies zu keiner Verbesserung (bei plötzlichem Tumorprogress oder der Gewebs/Organ-destruktion, bei Befall neurogener Strukturen) sollte ein Opioidwechsel erfolgen. Bei ausbleibendem Erfolg über regionalanästhesiologische Verfahren nachdenken, was insbesondere bei einer Plexusinfiltration sicherlich erfolgversprechender ist. Rechnen Sie aber auch damit, dass ein Betroffener solche Verfahren ablehnen könnte, weil sich mit dem Tragen von externen Pumpen die Lebensumstände ändern können. Hier gilt der Grundsatz: **Nicht alles, was wir glauben, machen zu können, ist auch machbar.**

Nicht selten werden Patienten **mit 2 retardierten Opioiden gleichzeitig** versorgt: Transdermal und oral. Das widerspricht nicht dem rationalen Handeln. Es kann durchaus möglich sein, dass die transdermale Gabe bisher ausreichend war. Eine Steigerung der transdermalen Gabe kann manchmal begrenzt sein: Mangelnde Analgesie trotz transdermaler Steigerung. Verbesserung bei geringer Menge eines oralen Opioids. Man wird in solchen Fällen, wo der Schmerz gut und stabil eingestellt ist nicht so ehrgeizig sein müssen, unbedingt auf eine ausschließliche orale Gabe umzusteigen. Hier gilt klar auch die **Berücksichtigung des Krankheitsstadiums.**

In den meisten Fällen kann vor allem bei neuropathischen Schmerzen die zusätzliche Gabe von Dexamethason segensreich sein, wobei Dosierungen von 24 - 32 mg oral in den ersten 3 Tagen durchaus normal sind. Der Wechsel eines intrathekal gegebenen Opioids bei neuropathischen Schmerzen (z.B von Morphin auf Fentanyl) bringt meistens nur kurzfristig eine Linderung, sollte aber dennoch im entsprechenden Verhältnis probiert werden. Von außerordentlicher Wichtigkeit ist die Berücksichtigung der Tatsache, dass bei der erstmaligen **intrathekalen Gabe von Opioiden und/oder Anästhetika** nahezu immer **Blasenentleerungsstörungen (Spinkterspasmus)** auftreten. Daher im Bedarfsfall einmal mehr einen (Einmal-) **Blasenkatheter** legen.
Bei rascher Steigerung des Morphins kann es bei einer stabilen Schmerzlinderung nach einiger Zeit zu Müdigkeit, Desorientiertheit und manchmal auch zu Verwirrtheitszuständen kommen. Wenn die Nierenfunktion, der Elektrolythaushalt und eine Exsiccose ausgeschlossen wurden - Natürlich auch einmal an cerebralen Metastasen denken - sollte ein Opioidwechsel z. B. auf Hydromorphon erfolgen. In den meisten Fällen kann dann die Vigilanz wieder verbessert werden.

Schmerzdiagnostik

Grundlage der Diagnostik ist eine **gezielte neurologische und orthopädische Untersuchung,** um Schmerzen ihrem Ursprung nach differentialtherapeutisch zu behandeln. Gleichzeitig dient die Untersuchung der **Verlaufskontrolle**, denn nicht jeder neu aufgetretene Schmerz ist tumorbedingt. Schmerzen können durchaus die Folge statischer Fehlhaltungen aufgrund einer Wirbelkörperfraktur sein und zu Myogelosen führen. Diese gehen mit pseudoradikulären Schmerzen einher und dominieren als „Ischialgie" oder „Lumbalgie". Im Gegensatz zu radikulären Schmerzen finden sich keine sensomotorischen Störungen. Schmerzen im Bereich der Intervertebralgelenke (Zwischenwirbelgelenke) der Wirbelkörper oder die Sacroiliakalgelenk-Blockierung entstehen einerseits reaktiv infolge muskulärer Disharmonie anderseits können sie bei ossärer Infiltration in diesen Strukturen die gleichen Phänomene aufweisen. Daher muss jede Art von manueller Lösung dieser Blockaden vermieden werden. Es ist **grob fahrlässig,** bei Menschen mit einer Tumoranamnese, die bisher rezidivfrei waren, auf eine bildgebende Diagnostik zu verzichten. Retroperitoneal gelegene Lymphome führen zur Dorsalgie. Die neurologischen und orthopädischen Untersuchungen geben keinen Aufschluss. Hier müssen bildgebende Verfahren zur Diagnose führen.

Neurologische Phänomene

Eine **Einschränkung der Vigilanz** kann bspw. in der Spätphase des **Mamma-Karzinoms** infolge cerebraler Metastasierung einsetzen. Dabei treten Schmerzen auf, die aufgrund von Abtropfmetastasen im Rückenmark in der HWS und im Schulterbereich entstehen und häufig mit starken Myogelosen im M. trapezius, M. supra- oder infraspinatus einhergehen. **Eine Sensibilitätsstörung ist so gut wie nie vorhanden.** Beim **Bronchial-Karzinom** kann ein einschießender Schmerz in die Hand der Hinweis auf eine Infiltration der Nervenwurzeln C 4 - Th 1 sein, der mit Sensibilitätsstörungen einhergeht. Differentialdiagnostisch muss dabei eine **Plexusinfiltration** ausgeschlossen werden. Des weiteren können beim Bronchialkarzinom **paraneoplastische Syndrome** wie Arthralgien, Thrombangitis obliterans oder Cephalgien auftreten ohne das es ein entsprechendes pathologisches Korrelat gibt. In den meisten Fällen verschwindet dieses Phänomen. Akut auftretende Kopfschmerzen mit meningealen Reizsymptomen sollten beim Mamma- oder Bronchialkarzinom Anlass zur Liquordiagnostik sein, um eine **Meningiosis carcinomatosa** auszuschließen. (Eiweiß stark erhöht und entsprechendes Vorhandensein pathologischer Zellen).

Therapie:

Bei der Meningiosis carcinomatosa muss eine Zytostatikagabe zweimal pro Woche mit 20 mg **Methotrexat** intrathekal erfolgen. (Cave: Methotrexatinduzierte Stomatitis und Myelosuppression). Steigt der intrakranielle Druck an (Frontaler Kopfschmerz, „Stauungspapille", Hypotonus bis hin zur Somnolenz und Zeichen der infratentoriellen Einklemmung), erfolgt eine hochdosierte **Kortisontherapie** (ca. 100 mg **Dexamethason). Alternativ bzw. additiv** wirkt die **Ganzhirnbestrahlung** einschließlich des **Rückenmarks** (Cave: strahlenbedingte Stomatitis)
Die Meningiosis carcinomatosa kann Ursache eines cerebralen Krampfleidens sein, das zuerst mit Clonazepam (**Rivotril**®) und als Mittel der II. Wahl mit Phenytoin (**Phenhydan**®) behandelt werden sollte.

Tumor- oder therapieassoziierte Schmerzsyndrome

Klassifikation: Therapiebedingte Schmerzen

Postchirurgische Schmerzsyndrome

- Postmastektomie-Syndrom
- Postthorakotomie-Syndrom
- Schmerzen nach radikaler Neck Dissektion
- Phantomschmerz

Postmastektomie-Syndrom

Dieses kann bei ca. 5 % aller brustoperierten Frauen sowohl nach totaler als auch nach partieller Mastektomie mit Axilladissektion auftreten.

Schmerzcharakter: Brennschmerz mit Dysästhesien und Hyperpathien im vorderen Thoraxanteil, zur Axilla und in den medialen Oberarm ausstrahlend, der als neuropathischer Schmerz dominiert.

Ursache: Traumatische Schädigung der Nn. intercostobrachialis (TH 1 - TH 2) Sekundär entwickelt sich das Bild einer **" Frozen shoulder ",** das mit Kontrakturen verbunden ist. Das Auftreten einer Reflexdystrophie ist aufgrund der Schädigung sympathischer Fasern nicht selten.

Schmerzbeginn: Wenige Wochen nach der Operation. Selten nach Monaten. Differentialdiagnostisch muss eine Plexopathie oder ein Rotatorenmanschetten-Syndrom (Dauerschmerz auch nachts) ausgeschlossen sein.

Schmerzklassifizierung:
Neuropathischer Schmerz

Schmerztherapie: Trizyklische Antidepressiva, Antikonvulsiva, TENS, **Physikalische Therapie**, N. suprascapularis-Blockade, Ganglion stellatum-Blockade kombiniert mit physikalischer Therapie. 0,05%ige Capsaicin-Salbe kann erfolgreich sein.
Die prognostische **Interkostalblockade** mehrerer Nerven (überlappende Dermatome) sollte erwogen werden. Bei überzeugender Schmerzlinderung kann eine Neurolyse dieser Nerven erfolgreich sein. Ist eine medikamentöse Schmerztherapie nicht erfolgreich: Ausreichend hoch genug dosiertes Opioid (z B. L-Methadon, Oxycodon) in Verbindung mit Antidepressiva und/oder Antikonvulsiva, kann eine **SCS** (Spinal cord-stimulation) oder **Epiduroneurolyse nach RACZ** erwogen werden (S. 131).

Tumor- oder therapieassoziierte Schmerzsyndrome

Plexopathie

Ursache: Ursache der Plexopathie ist die **Fibrosebildung** mit Ummauerung peripheren Nervengewebes durch Bindegewebe mit neurogenen Schmerzen, die zur Plexopathie führen oder bedingt sind durch ein strahleninduziertes **Fibrosarkom**, das frühestens nach 4 Jahren auftritt.

Ursache: **Infiltration durch Tumor**

Diagnose: 1. Strahlendaten 2. Biopsie 3. Exploration

Innerhalb des ersten Jahres muss zwischen einer Fibrose und einer Tumorprogredienz unterschieden werden.

Ad 1: Die Fibrose entwickelt sich frühestens nach 6, spätestens aber nach 12 Monaten. Die gesamte Strahlenbelastung beträgt > 6000 Rad (60 Gry).

Ad 2: Die Biopsie ist ausschlaggebend für die Diagnose.

Ad 3: **Oberer Plexus (C 5 - C 6)**. Motorische Störung der Mm. supra- u. infraspinatus (Außenrot.), Mm pectoralis und supinator. Sensibel: Außenseite des Oberarmes und des dorsoradialen Unterarmes. Der Arm kann nicht im Ellenbogen gebeugt, im Schultergelenk gehoben und suppiniert werden.

Untere Plexusläsion (C 8 -Th 1) Motorisch: Parese der langen Fingerbeuger. Sensibel Ausfall der ulnaren Hand- und Unterarmareale (N. medianus und ulnaris). In Verbindung mit einem Horner-Syndrom weist dieses Muster auf eine Tumorinfiltration hin. Zur Sicherung der Diagnose ist ein NMR sinnvoll. Ähnliche Phänomene treffen auf den Plexus lumbosakralis zu. Der N. radialis ist selten betroffen. In der Frühphase nach axillärer Lymphknotenausräumung bei Mastektomie oder durch Überstreckung des Armes kann eine obere Radialisparese bestehen.

Therapie: Kausal durch Bestrahlung bei Tumorinfiltration in Verbindung mit einer adjuvanten Analgetika-Therapie. Eventuell chirurgische Intervention.
Trizyklische Antidepressiva, Antikonvulsiva, **Steroide**, **physikalische Therapie**. Die Interskalinäre Dauerplexusanästhesie sollte bei Versagen der anderen Methoden in Erwägung gezogen werden. Gegebenfalls kann eine **Neurolyse nach RACZ** (S. 131) erwogen werden.

Tumor- oder therapieassoziierte Schmerzsyndrome

Orale Mukositis 1 - 2 Wochen nach Behandlungsbeginn z. B. mit Methotrexat, Doxo-/Daunoruicin, Bleomycin oder Etoposid auftretend. Oft in Kombination mit einer Radiotherapie oder Knochenmarkstransplantation.

Diagnose: Erythem, das sich bis zum Ulcus ausweiten kann. Weitere Praedilektionsorte sind der Pharynx, der Ösophagus, die Anorektal-Region

Therapie: Parenterale Ernährung, orale Mundwäsche mit H_2O_2 Kamille oder Salbeitees reichen. Zufuhr künstlichen Speichels (Saliva med). Saure und süße Speisen vermeiden. Ev. Lokalanästhetika als Lutschpastillen (Tepilta) Chlorhexidin hat nur eine unzureichende Wirkung.

Prophylaxe: Borkapseln D4 3 x 2 Tbl.

Schmerztherapie vor der Nahrungsaufnahme (*wissenschaftlich nicht belegt*)

> durch ein Gemisch aus **5 ml Xylocain®** (aus der Sprayflasche entnehmen) zusammen mit **10 ml H_2O_2** und **10 ml Dunkelbier** oder Cola. Diese Mischung in eine Sprühflasche geben und in den Mund sprühen. Parallel: Opioide und Antiphlogistika intravenös verabreichen. Ev. **Subcutane PCA: Morphin 5mg/ml oder transdermale Fentanylapplikation**

Periphere Polyneuropathie

In 46 - 57 % durch Vincristine bzw. Cis-Platinhaltige Zytostatika hervorgerufene neuronale, partiell reversible, Schädigung, durch Bindung von Paraprotein an Glycoproteine der Myelinscheide. Als **paraneoplastisches Syndrom** bei Lymphomen auftretend oder als seltene Erscheinung die akute Polyradikulitis (Guillain-Barré-Syndrom), die an den unteren Extremitäten beginnt, mit der Gefahr der muskulär bedingten Atemdepression (EW-Erhöhung im Liquor. Hier Bestimmung der Liquorschranke. Gleichzeitig EW im Plasma bestimmen).

DD: Tumorinfiltration peripherer Nerven

Definition: Sensorische und motorische Neuropathie infolge einer Störung des axonalen Transmittertransportes. Erstes Zeichen ist ein claudikatio-ähnlicher Schmerz nach der ersten Einzeldosis des Zytostatikums mit brennenden Dysästhesien.

Therapie: **Trizyklische Antidepressiva** (z. B. Amitriptylin 3 x 10-25 mg oder Nortriptylin 1 x 60 mg/die). Selektive Serotonin-reuptake-Hemmer sind zwar wesentlich besser verträglich (fehlende anticholinerge Wirkung), ein Wirksamkeitsnachweis für diese Indikation fehlt bisher. **Antikonvulsiva** bei einschießender Symptomatik **Clonazepam** (Rivotril®) 2-3 x 5-8 Gtt, **Carbamazepin** (Tegretal®) oder **Gabapentin** (Neurontin®) alle 2-3 Tage um 300 mg steigern, langsam bis ca. 1200 mg/die bis 2400 mg steigern). **Clonidin** (Catapresan®) bei periduraler/intraspinaler Applikation kann eine additive Analgesie bewirken. Eine orale Gabe von Clonidin ist wie Alpha-Liponsäure meistens erfolglos. Auf jeden Fall muss die Einzeldosis des Zytostatikums reduziert werden. Beim akuten Guillain-Barré-Syndrom können Kortikoide zu einer Verschlechterung der pulmonalen und neurologischen Symptome beitragen (31).

24 Tumor- oder therapieassoziierte Schmerzsyndrome

- Sympathische Reflexdystrophie (CRPS)*
- Sympathisch unterhaltener Schmerz (SMP)**

Charakteristik:	Neuropathischer Schmerz: brennend, scharf, mitunter einschießend
Verlauf:	Entlang eines Dermatoms oder eines Gefäßes
Nebenbefund:	Veränderung der Vaso- und Sudomotorik Intermittierende Zyanose Muskelatrophie An- bis Hyperhidrose Zu- oder Abnahme der Hauttemperatur Veränderung der röntgenologischen Knochendichte (Spätfolge)

Klassisch: **Hyperperfusion und Schwitzen**

* Der Morbus Sudeck im klassischen Sinne
** Schmerz wird durch Hochhalten der Extremität gelindert

Ursache: **Infiltration des Plexus** cerviko-thorakale beim
Bronchial-Ca (Pancost-Tumor)
Mamma-Ca
Radiogene Myelopathien und Fibrosen

Infiltration des Plexus hypogastricus superior beim
Ovarial-Ca
Rectum-Ca
Infiltration nach Radiatio
oder therapiebedingt nach operativer Versorgung

Therapie: Wenn Opioide in Verbindung mit Steroiden erfolglos bleiben, wird entweder die spinale Applikation von Opioiden (mit Clonidin), die Neurolyse des **Grenzstranges** oder des betroffenen Plexus eingesetzt. Die **kontinuierliche interskalinäre Plexusblockade** kann beim Pancoast Tumor erwogen werden. Daneben steht die physikalische Therapie für Wochen im Vordergrund. Therapiebedingte Schmerzen können bei frühzeitiger Diagnose mit **Sympathikusblockaden** (oder intravenöse Guanethidin®-Blockaden) behandelt werden. **Muskelrelaxantien** (z.B. Tetrazepam, Tolperison) sollten bei muskulären Verspannungen neuropathischen Ursprungs immer mitberücksichtigt werden. **Spastiken** zentralen oder peripheren Ursprungs können allein mit **Baclofen** (100 mg Lioresal®oral Höchstdosierung) oder/und mit **Dantamakrine** (Dantrolen 2 x 25 mg Anfangsdosierung) therapiert werden.

Tumor- oder therapieassoziierte Schmerzsyndrome

(Herpes) Varizellen- Zoster

Stellenwert: Therapiebedingte oder tumorbedingte Schmerzen

Klassisch: *Hautrötung - Schmerz - Bläschenbildung*

Ursache: Der Verbrauch humoraler Antikörper infolge einer konsumierenden Erkrankung (tumorbedingt) oder aufgrund einer verminderten Bildung von Globulinen nach einer Zytostasetherapie (therapiebedingt) führt zur Generalisation des segmentgebundenen Varizellenvirus.

Verlauf: Als neurodermale Viruserkrankung führt sie zu einer Entzündung der *sensiblen Spinalganglien*. Der Nervenbefall ist sekundär, da die Eintrittspforte der Respirationstrakt ist. Entlang der Dermatome der versorgenden Nerven breitet sich die Entzündung aus, so dass auch eine *Trigeminusneuralgie* in Betracht zu ziehen ist.

Komplikation: **Herpesenzephalitis**

Schmerzen: einschießende, attackenartige Brennschmerzen treten in der Regel vor der Bläschenbildung auf. Meistens ausgeprägte Hyperpathie des betroffenen Hautareals.

Diagnose: Bläschen in segmentalem Verlauf. In den Bläschen lassen sich Viren nachweisen. ***Eine Isolierung der Patienten ist bei Ausbruch der Bläschen notwendig. Die Bläschen sind solange kontagiös, bis sie verschorft sind.*** Diese Patienten sollten nicht mit immunsupprimierten Patienten zusammenkommen.

Therapie: Lokale Behandlung mit Zink-Schüttelmixtur. Initiale Behandlung mit Virustatika: Behandlungsdauer 1 Woche

Folgende Substanzen sind zur sofortigen Behandlung geeignet[1]:

Substanz	Dosierung	Behandlungsdauer
Aciclovir i.v. Zovirax®	Erw.: 3 x 5-10 mg/kg KG	7-(10 i.v. bei Immunsuppression) Tage
	Kinder: 3x10-15 mg/kg KG	7 Tage max.2500 mg/die
Aciclovir oral Zovirax 800®	Erw. 5 x 800 mg oral	7 Tage
	Kind/Jugendl. 5 x 15 mg/kg KG	Max. 4000 mg/die
Brivudin oral Zostex®	Erw. 1 x 125 mg/die	7 Tage
	Kind1x 2 mg/kg KG max 125mg	7 Tage
Famciclovir oral Famvir zoster® 250 mg	Immunkompetente Erw. 3 x 250 mg/die	7 Tage
	Zoster ophtalmicus 3 x 500 mg/die	
Höchste antivitale Potenz	Immunsupprimierte Pat. ab 25Lbj: 3 x 500 mg/die	10 Tage
	Kinder u. Jugendliche 3 x 125-150 mg/die	7-10 Tage
Valaciclovir oral Valtrex®	Immunkompetente Erw. 3 x 1000 mg/die	7 Tage

[1] Wutzler et.al Antivirale Therapie des Zoster: Dtsch. Ärzteblatt Jg. 100 Heft 13, 28.3.2003

Tumor- oder therapieassoziierte Schmerzsyndrome

Spezifische Schmerztherapie: Liegt eine Varizellen-Zoster-Infektion vor, sollten frühzeitig, um die Inzidenz der postzosterischen Neuralgie zu senken (ca.10%) **in der Anfangsphase regionalanästhesiologische Sympathikusblockaden** durchgeführt werden*. Bei **periduraler Analgesie** ist die kontinuierliche Gabe von 0,2% Robivacain 4-6 ml/h sinnvoll.

<u>Antidepressiva</u> vom Typ *Amitriptylin* (Saroten®) beginnend mit 1x10-25mg max.150 mg) oder auch *Nortriptylin* (Nortrilen® bis 60 mg) in Verbindung mit **Fluphenacin** (Lyogen®1x3mg) haben sich bewährt.

Das <u>Antikonvulsivum</u> Gabapentin (Neurontin®) 900-1200 mg (in wenigen Fällen sind Dosierungen von 2400 mg notwendig) hat sich gegenüber Carbamacepin in letzter Zeit aufgrund geringerer Nebenwirkungen durchgesetzt, vergleichende Studien fehlen. Der Stellenwert des **Pregabalins** (Lyrika®)ist nicht bekannt, als Antikonvulsivum ist es ebenso wirksam. Dosierung 2 x 75-150 mg. In Fällen de Nichtansprechbarkeit kann **Baclofen** (Lioresal®), beginnend mit 2 x 5 mg versucht werden.

Therapie der Postzoster-Neuralgie
Sympathikusblockaden sind nur dann sinnvoll, wenn sie innerhalb der ersten 4 Wochen eingesetzt werden:
<u>Zoster ophthalmikus:</u> Blockade des Ggl. cervikale superior mittels GLOA (Ganglionäre lokale Opioidapplikation) oder des Ggl. cervikothorakale (Ggl.Stellatum): Stellatum-Blockade oder GLOA
CAVE: Extrem hohe Gefahr des Visusverlustes (Ophthalmologer hinzuziehen!!). **2. Antikonvulsiva:** Gabapentin oder Carbamazepin ev. Amantadine, Rivotril oder Baclofen. Nur bei Brennparästhesien Amitriptylin. Ev: **intrathekale Applikation** von **Baclofen** (Lioresal®).

Der Katheter muss bis hoch zervikal vorgeschoben werden (Ist gar nicht so schwer: Punktion in Bauchlage vom Pedikel eines Wirbelkörpers in schräger medianwärts gerichteter Nadelführung au den Proz. spinosus des darüber liegenden Wirbelkörpers). Nur unter Bildwandlerkontrolle sinnvoll.

3. Amantadin oral oder als Infusion (bis 200 mg/Tag)

<u>Zoster thorakale:</u> Sympathikusblockaden via thorakaler (Dauer) PDA mit Naropin 2%ig, 4-6 ml/h mittels externer Pumpe. Gute Erfolge wurden in der intrathekalen Applikation von 8 – 60 mg **Dexamethason** gesehen. Zusätzlich: Capsamol®-Salbe (Cayenne-Pfeffer). Vorher die betroffenen Stellen mit Lokalanästhetika-Salbe (Anästhesin® 10%) einreiben.

*H. Wufl,R. Baron Gibt es eine Prophylaxe der Postzosterneuralgie? Der Schmerz, Heft: Band 11, Nummer 6, 1997 Seiten: 373 - 377

Schmerzcharaktere unter Berücksichtigung des Pathomechanismus

Weichteilinfiltration *(der Skelettmuskulatur und des Bindegewebes)*
Übertragener somatischer Nozizeptorschmerz

Schmerzcharakter: Dumpf, bohrend oder ziehend. Konstant, druckdolent und bewegungsunabhängig.

Therapie: Wie beim "Knochenschmerz" können Antiphlogistika für einen kurzen Zeitraum eingesetzt werden. Danach erzielen Paracetamol bzw. Metamizol den gleichen Erfolg. Bei längerem Fortbestehen der Schmerzen treten Myogelosen auf, die mit physikalischer Therapie und medikamentös mit Benzodiazepinen oder **Tolperison** (Mydocalm®) zu behandeln sind.

Cave: **Weichteilinfiltrationen und Myogelosen haben nicht selten den gleichen Schmerzcharakter. Richtungsweisend sind für den skeletto-muskulären Schmerz Trigger-Punkte**

Knochen/Periostschmerz *(tiefer, somatischer Schmerz)*

Schmerzcharakter: Drückend, bohrend, gut lokalisierbar, punktförmig stechend. Bei Belastung zunehmend. Später auch in Ruhe (nachts) auftretend.

Therapie: NSAID (S. 35), wenn entzündliche Veränderungen anzunehmen sind, in Verbindung mit Opioiden. **Wenn möglich palliative Bestrahlung**. In Einzelfällen kann eine Neurolyse (S.129) somatischer Nervenfasern bei Pleura- oder Rippeninfiltration erwogen werden, wenn Bestrahlung und Analgetika nicht ausreichen (CAVE: Deafferenzierungsschmerz nach Anwendung von Alkohol). Bei diffuser Osteolyse Radionuklid-Therapie (S.82) als ultima ratio-Therapie

Cave: Bei diffuser Schmerzausbreitung und gleichzeitiger Verwirrtheit immer an eine Hyperkalzämie denken. Einsatz von <u>Bisphosphonaten</u> erwägen.

Viszeralschmerz *(Kompression, Entzündung, Kapseldehnung. Tiefenschmerz. Übertragener Nozizeptorschmerz)*

Schmerzcharakter:
1. Bohrend, hell: akute Pankreatitis, Peritonitis
2. Dumpf, drückend, schlecht lokalisierbar: Meteorismus, Leberkapseldehnung, Subileus
3. Brennschmerz, langsam beginnend: Organische Entzündung. DD.: Plexusinfiltration

Therapie: **Spasmolytika, Metamizol**, NSAID (Ibuprofen, Naproxen) unter Zusatz von Steroiden (Leberkapselschmerz). Eine **Neurolyse des sympathischen Ganglions** oder des **Grenzstrangs** kann erwogen werden, wenn intrathekal applizierte Opioide erfolglos bleiben.

Cave: Differentialdiagnostisch muss ein fortgeleiteter Schmerz aufgrund einer Nervenwurzelreizung abgegrenzt werden, der in das entsprechende Derma-, Myo- oder Sklerotom ausstrahlen kann und häufig mit Muskelverspannungen einhergeht.

28 Schmerzcharaktere unter Berücksichtigung des Pathomechanismus

Neuroapathischer Schmerz
Funktionsstörung an den Strukturen peripherer sympathischer, sensibler oder motorischer Fasern (Plexusinfiltration, Nerven-, Nervenwurzelinfiltration) oder zentralen Strukturen (Thalamus, Tr. spinothalamicus)

Schmerzcharakter:	Häufig zwei verschiedene Charaktere: 1. Neuralgieform, einschießend, schneidend stechend 2. Konstant, bohrend, kausalgieform (brennend, hyperpathisch) elektrisierend, reißend, verbunden mit Hyper- und Dysästhesien.

Schmerz bei Nerven**infiltration**

Schmerzcharakter:	Hyper- und Dysästhesie, konstant, kausalgieform

Schmerz bei Nerven**kompression**

Schmerzcharakter:	Scharf, oberflächlich, attackenförmig, gut lokalisierbar. Hyperalgesie. Schmerzzunahme durch Bewegung und lokalen Druck.
Ursache:	Lokaler Druck auf einen Nerven oder ein Nervengeflecht. Beispiel: Meralgia parästhetika (Druck auf den N. cutaneus femoralis lat. aus dem Plexus lumbosakralis) oder direkt auf den Plexus mit partiellen Lähmungen der ischiocruralen Muskulatur. Normaler bis schlaffer Muskeltonus.

Schmerzen bei **radikulärer** Kompression

Schmerzcharakter:	Einseitig ausstrahlender, scharfer, attackenförmiger Schmerz mit segmentaler Lokalisation. Verstärkung durch Husten und Niesen. Parästhesien (Taubheit, Kribbeln) bis zum kompletten sensomotorischen Ausfall. **Verspannung der Muskulatur**

Pseudoradikulärer Schmerz

Schmerzcharakter:	Scharf, drückend. **Keine neurologischen Ausfälle**. Keine Schmerzzunahme beim Husten, keine Segmentzugehörigkeit. Bewegungs- und belastungsabhängig.
Ursache:	Über- oder Fehlbelastung von Bewegungssegmenten: interspinale Bänder, des Discus intervertebralis, der Zwischenwirbelgelenke: Facettensyndrom oder die Infiltration der Ileosakralfuge.

Bei der Infiltration eines sympathischen Nervengeflechts tritt neben der Veränderung der Sudomotorik eine livide Verfärbung der Haut auf. Hinzu kommt eine Allodynie und ein Brennen der Haut.
Nicht jeder Schmerz ist klassischer Weise in seiner Ätiologie so klar definiert wie bisher angegeben. Häufig haben sind die anatomischen Strukturen so ineinander verwoben, dass infolge einer nervalen Infiltration, z. B. des Plexus lumbosakralis (Leitstruktur: Muskulus piriformis im CT) ein gemischter Schmerz entsteht, der als **Deafferentierungsschmerz** dominiert. In der Regel geht dieser Schmerz mit **Hyp- und / oder Dysästhesien** einher.

Differenzialdiagnostische Schwierigkeiten

Folgende Eigenarten kennzeichnen diesen Schmerztypus der auch für den Plexus brachialis typisch sein kann:

Ausbreitung:	Bei peripheren Symptomen entsprechend der Dermato-Myotome. Beim zentralen Deafferentierungsschmerz eher diffus. Beim Thalamusschmerz (zentraler Deafferentierungsschmerz infolge einer Blutung) ist der Schmerz typischerweise halbseitig.
Bewertung:	Brennend oder stechend. Einschießender oder lanzierender Schmerz, der oberflächlich empfunden wird. Leichtes Berühren der Haut des entsprechenden Dermatoms ist schmerzhaft (Allodynie). Nadelstiche oder Temperaturänderungen werden kaum wahrgenommen.

Gerade in der **Frühphase** ist die Infiltration eines Plexus mit einem perineuralen Ödem verbunden, das mit **Dexamethason 6 - 4 - 0 mg** in der ersten Woche behandelt wird. Danach wird es in zweitägigen Abständen um jeweils 2 mg, dem zirkadianen Rhythmus angepasst, reduziert. Die Erhaltungsdosis beträgt 4 mg.

Therapie neuropathischer Schmerzen

Opioide (Stufe III) müssen häufig so hoch dosiert werden, so dass von „Opipoid poorly-resistant pain" die Rede ist. Die zusätzliche Gabe von Antiphlogistika bringt meistens keine Besserung. Bei den oralen Opioiden haben sich **L-Methadon** (Polamidon®), **Oxycodon** (Oxygesic®) und **Hydromorphon** (Palladon®) als zuverlässig wirksam bei neuropathischen Schmerzen erwiesen. Da es sich meistens nicht um stabile Schmerzen handelt und der Opioidbedarf extrem hoch werden kann, sollte, wenn überhaupt eine transdermale Applikation als sinnvoll erachtet wird, nur mit reinen Agonisten gearbeitet werden. Meistens muss dieses Vorgehen verlassen werden, weil der menschliche Körper nur eine begrenzte Klebekapazität bietet. Wichtig ist, dass vor jeder invasiven Therapie, **trizyklische Antidepressiva** (grundsätzlich bei dysästhetischen Schmerzen) oder **Antikonvulsiva (Gabapentin, Pregabalin S. 77)** in Kombination mit Opioiden eingesetzt werden. Konvulsivartige Schmerzen werden mit klassischen Antikonvulsiva wie Carbamazepin oder Phenytoin oder mit **Clonazepam** (Rivotril®) bzw. **Baclofen** (Lioresal®) behandelt. Die Therapie von Muskelverspannungen – neurogene Muskelspasmen infolge der Nervenwurzelkompression - erfolgt mit **Tizanidin** (Sirdalut®) oder **Tetrazepam** (Rilex®, Musaril®).

Die rückenmarknahe (peridurale) Applikation von Opioiden mit **Catapresan** (Clonidin®) kann in einer anfänglichen Tagesmenge von 0,175mg/die via Pumpe erfolgversprechend sein. Der NMDA-Antagonist **Ketamin** (Ketanest S®) (vor allem bei Allodynie) ist nur bei intravenöser, periduraler oder intrathekaler Gabe sinnvoll (S.77). Bei Nervenwurzel- oder Myeloninfiltration/kompression können verhältnismäßig hohe Morphindosen (z.B. 30 mg Morphin i.th.) notwendig sein. Bei rasanter Schmerzzunahme an Morphinresistenz denken: Opioidwechsel beispielsweise Fentanyl: Verhältnis 1: 50 - 1: 80 (100 mg Morphin entspr.ca 0,8 – 1,0 mg Fentanyl) zu Morphin i.th. (I.th. nicht zugelassen).

Lokalanästhetika: Hervorragend geeignet zur periduralen Daueranalgesie sind **Carbostesin** 0,5% 1,5 – 4 ml/h oder **Naropin** 0,2 % 4 - 6 ml/h via Pumpe. Zusätzlich sollten kurzfristig (vor allem bei Plexusinfiltrationen) **Kortikosteroide** oral eingesetzt werden. Experimentelle Ansätze sind die intrathekale Anwendung von **Oktreotid** 5-20yg/h (keine Therapieempfehlung), da sich _Somatostatin_ nach kurzer Anwendung als neurotoxisch erwiesen hat. Als Methoden der letzten Wahl sind die Chordotomie, Rhizotomie oder DREZ-Läsion (S. 35) oder chemische Neurolysen des Grenzstrang des Plexus coeliakus oder die intrathekale Neurolyse (bei vorhandener Blasen- und Mastdarmstörung) in Betracht zu ziehen (S. 129).

Soforttherapie bei schwersten Schmerzzuständen

Persönliche Erfahrungen

Schwerste Schmerzzustände mit den vegetativen Komponenten wie Tachycardie, Schwitzen und Hypertonus sind **sofort** zu behandeln. Die Diagnostik wird parallel dazu durchgeführt. Voraussetzung ist jedoch, dass vital bedrohliche Komplikationen entsprechend zu behandeln sind, z. B. Perforation des Darmes oder des Magens aber auch Gallenblasenkoliken können eine Perforation nach sich ziehen, die neben der Schmerztherapie der sofortigen chirurgischen Intervention bedürfen, sofern der Zustand unter palliativmedizinischen Gesichtspunkten dies erlaubt.

Beispiele für eine 250 ml NaCl- Infusion über 30 - 60 Minuten. Immer am Schmerz titrieren. Das heißt, solange bei einem Patienten verweilen und die Infusionsgeschwindigkeit regulieren bis eine überzeugende Schmerzlinderung eintritt. ***Gegebenenfalls ist die Infusion zu wiederholen.***

Knochenschmerz

Ohne Morphin-Vorbehandlung,

30 mg Morphin (MSI®)+
1500 mg Aspisol®+
20 mg Psyquil® oder 5 mg Haldol®

Bei Morphin-Vorbehandlung

15 % der <u>täglichen</u> oralen Morphindosis
mind. jedoch 30 mg Morphin +
1500 mg Aspisol® +
20 mg Psyquil® oder 5 mg Haldol®

Visceraler Schmerz

tumoröser Grundlage

statt Aspisol®
2000 mg Novalgin® +
30 mg Morphin (MSI®)+.

zusätzlich bei Koliken

2 A (40 – 80 mg)Buscopan® +
5 mg Haldol®

ohne tumorösem
Grundleiden in dem
betroffenen Organ

2 A (40 – 80 mg)Buscopan®+
400 mg Tramal® +
2000 mg Novalgin® +
5 mg Haldol®

Neuropathischer Schmerz

Infiltration der Nervenwurzel
oder eines peripheren Nerven
bei Wirbelkörperfraktur

30-40 mg Morphin und 2-3 mg Clonazepam
(ev. Clonazepam als Perfusor mitlaufen
lassen: 0,5 mg/h). Bei Nachlassen des
Schmerzes reduzieren auf 0,2 mg/h und
50 mg Dexamethason dazugeben.

Alternativtherapie (persönliche Erfahrung):
ANÄSTHESIEBEISTAND
Ketamin-Kurznarkose 1-2 mg/kg/KG+ 3-5 mg
Midazolam (Dormicum®) i.v. Bei zunehmender
Wachheit Ketamin mit 0,05-0,15mg/kg /h i. v via
Perfusor weiterlaufen lassen

CAVE: bei drohendem Querschnitt
verschwinden die Schmerzen ohne
Therapie (Wurzeltod)

Medikamentöse Schmerztherapie

Die in der Tumorschmerztherapie eingesetzten Verfahren werden in kausale und palliative Maßnahmen eingeteilt. Zu den **kausalen Verfahren** zählen die Chemo/Hormontherapie, die Operation oder auch die Bestrahlung. **Palliative Maßnahmen** beschränken sich auf die Linderung der Symptome. Neben der medikamentösen Therapie kommen auch Verfahren zum Einsatz, die ursprünglich den kausalen Ansatz verfolgten. Daher ist es unabdingbar, dass dem Einsatz der Verfahren, die eine **Schmerzdiagnostik unter interdisziplinären Gesichtspunkten betrachtet,** vorangeht.

Oral zugeführte Opioide können bei ca. 80% aller Tumorpatienten eine adäquate Schmerzlinderung bewirken, wobei folgende Grundsätze beachtet werden sollten:

Voraussetzung für eine orale Opioidtherapie ist eine ausreichende kognitive Funktion, ein intakter Schluckakt, einwandfreie Darmpassage mit funktionierender Motilität, intakte Darmschleimhaut und eine ausreichende Leberfunktion. Bei Tumorpatienten sind Störungen der Darmfunktion häufig. Anatomische Veränderungen und Entzündungen im oropharyngealen Bereich und im Oesophagus können die orale Medikamenteneinnahme limitieren.

1. Analgetika (S. 32-60) und Ko-Therapeutika (S. 35, 76-79) werden nach einem **festen Zeitschema** gegeben

2. Eine medikamentöse Therapie erfolgt nach dem **WHO-Schema**

3. Immer an eine **Begleitmedikation** mit Laxantien und Antiemetika denken

4. Die **Applikationsart** muss individuell bei einwandfreier gastrointestinaler Funktion festgelegt werden. Mit der oralen Applikation sollte immer begonnen werden. Invasive Maßnahmen wie Neurolysen oder neurochirurgische Eingriffe sind als ultima ratio-Therapie zu betrachten

5. **Zusatzmedikation (Analgetika) für den Bedarfsfall einkalkulieren**

6. Äquianalgetische Dosierungen bei den Opioiden berücksichtigen

7. Keine Analgetika kombinieren, die die gleiche Pharmakodynamik aufweisen z. B. Diclophenac und Indometacin. Die Kombination eines sauren, antiphlogistisch wirkenden Nichtopioids mit einem zentral wirkenden Prostaglandinsynthesehemmer wird empfohlen: z.B. Diclofenac und Metamizol (32). **Nichtsteroidale Antiphlogistika immer nur kurzfristig einsetzen**

8. Grundsätzlich muss eine Aufklärung der Patienten und deren Angehörige über Wirkung und Nebenwirkung der Medikamente erfolgen

9. Bei der Entlassung ist dem Patienten ein Plan mit zeitlichem Vermerk der Medikamenteneinnahme mitzugeben

10. Die Aufklärung über schmerztherapeutische oder andere adjuvante Maßnahmen bitte immer in **Gegenwart eines Partners** vornehmen

DAS WHO-Stufenschema der Schmerztherapie

Dieses Schema ist nur als **Orientierungshilfe** zu betrachten und bedeutet, dass die Therapie bezüglich der einzelnen Stufen grundsätzlich von der Intensität des Schmerzes abhängt: Bei initial starken Schmerzen *müssen* die ersten zwei Stufen übersprungen werden. 70 % aller Tumorpatienten benötigen Stufe III-Medikamente. Für jeden Patienten muss ein Therapieplan individuell erstellt werden. Der Einsatz der Medikamente ist abhängig von der Schmerzstärke, die Kombination mit Ko-Analgetika nimmt häufig Bezug auf die Ätiologie (S. 17) des Schmerzes. **Grundsätzlich ist der Therapieeffekt täglich neu zu überprüfen.** <u>Das Schema orientiert sich nur an der Schmerzstärke, nicht an der Ätiologie des Schmerzes</u>

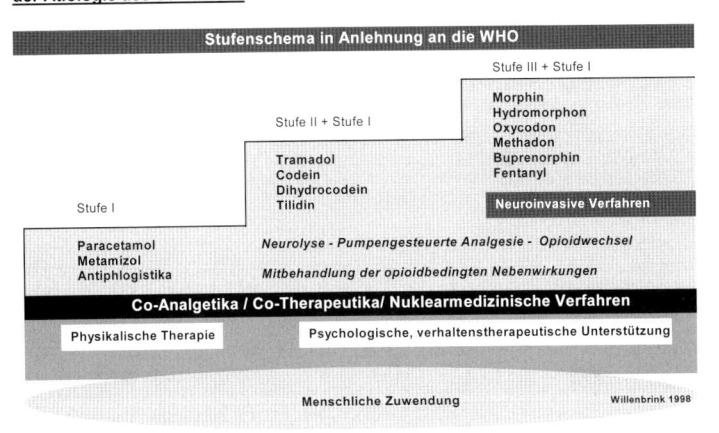

Stufenschema in Anlehnung an die WHO

Stufe I
- Paracetamol
- Metamizol
- Antiphlogistika

Stufe II + Stufe I
- Tramadol
- Codein
- Dihydrocodein
- Tilidin

Stufe III + Stufe I
- Morphin
- Hydromorphon
- Oxycodon
- Methadon
- Buprenorphin
- Fentanyl

Neuroinvasive Verfahren

Neurolyse - Pumpengesteuerte Analgesie - Opioidwechsel
Mitbehandlung der opioidbedingten Nebenwirkungen

Co-Analgetika / Co-Therapeutika/ Nuklearmedizinische Verfahren

Physikalische Therapie | Psychologische, verhaltenstherapeutische Unterstützung

Menschliche Zuwendung

Willenbrink 1998

Erläuterungen zum WHO-Stufenplan

Stufe I

Substanzen dieser Gruppe werden dann eingesetzt, wenn es sich um leichte, meistens nichtchronifizierte Schmerzen handelt. Die Schmerzstärke wird, entsprechend der VAS (Visuelle Analogskala) auf der *numerischen Analogscala (NAS)* mit < 30 % angegeben (S. 38). Neben der Substanz spielt die Applikationsform eine wichtige Rolle, da Bioverfügbarkeit und Anschlagzeit unterschiedlich sind: oral 60 % Bioverfügbarkeit, rektal ca. 90 %. Die Anschlagzeit bei rektal verabreichtem **Paracetamol** und **Metamizol** beträgt ca. 10 Min, bei den **NSAID** ca. 4 - 5 Minuten.

Paracetamol oder **Metamizol** haben immer Vorrang, wenn es sich um **nichtentzündliche** Schmerzen handelt. Steht die **antiphlogistische Komponente** im Vordergrund (Knochenfiliae, Organdestruktion), haben sich *NSAID* bewährt. Mittel der Wahl ist **Ibuprofen**. Bei Nichtansprechen sollten **Diclofenac** oder **Indometacin** eingesetzt werden (S. 39). Diese Substanzen sind aber *nicht für die Dauertherapie* geeignet. Hier hat sich, wenn überhaupt ein NSAID eingesetzt werden muss, **Naproxen** bewährt. Eine Höchstdosierung über einen längeren Zeitraum (> 6 Monate) sollte nur dann in Betracht gezogen werden, wenn durch Hinzuziehen von Stufe III-Opioiden keine Verbesserung erreicht werden kann. Wenn nach

Das WHO-Stufenschema der Schmerztherapie

Ablauf von 24 –36 Stunden auch bei einer Höchstdosierung keine Schmerzlinderung auf VAS 20 – 30 % erreicht wird, muss auf Stufe II übergegangen werden. Die meisten Tumorpatienten kommen mit Stufe I-Medikamenten allein nicht aus.

NSAID und Magenprotektion

Diese Substanzen zählen zu den Co-Therapeutika. Zur Prophylaxe gastrointestinaler Beschwerden bzw. zur Therapie NSAID-bedingter Ulcera sind **Protonenpumpeninhibitoren** z. B. Omeprazol besser wirksam als ein **Antazidum vom Typ der H-2-Blocker**. Die Wirksamkeit anderer Protektiva, z. B. Sucralfat ist nicht ausreichend belegt. Das trifft auch für das Prostaglandinanalogon Misoprostol zu, das keinen überzeugenden besseren Schutz als Protonenpumpeninhibitoren bietet. Hinzu kommt der nicht gerade überzeugende Preis dieser Substanz. Wissensch. belegt ist, dass selektiv wirksame Cyclooxygenasehemmer (COX-2-Hemmer) bei dauerhafter Gabe keinen Protonenpumpenhemmer benötigen, da das Auftreten von Schleimhautulcera deutlich minimiert ist

Eine Antazidaprophylaxe ist nur bei gefährdeten Personen notwendig, zu denen grundsätzlich ältere Menschen, Diabetiker und Personen mit entsprechender Magenanamnese zählen. Hierunter fällt auch die gleichzeitig applizierte Kortikoidtherapie.

Stufe II

Mittelgradige Schmerzen entsprechen der VAS bzw. NAS von 30 - 50 %. Ab dieser Stufe kann ein „schwach" wirksames Opioid allein oder in Kombination mit einem Nicht-Opioid verabreicht werden. Diese Substanzen unterliegen nicht der Betäubungsmittelverordnung, ihre Bindung an Opioidrezeptoren ist wahrscheinlich. Die Bezeichnung schwach orientiert sich an der Dosisäquivalenz zu Morphin, dessen Wirkstärke (bei intramuskulärer Gabe) mit 1 festgesetzt wird. Zu den Substanzen zählen Tramadol, Codein, Dihydrocodein und Tilidin in *nicht retardierter* Form mit einer Wirkdauer von 4 - 6 Stunden, die in der *retar-dierten Form mit einer Wirkdauer von 8-12 h* wie auch das retardierte Dextropropoxyphen zur Behandlung chronischer Schmerzen geeignet sind. (S. 48) **Alternativ kann mit einer niedrigen Dosis eines stark wirksamen Opioids begonnen werden.** Sie eignen sich in der nichtretardierten Form zur Titration (S.60), in der retardierten Form (Tramadol, Dihydrocodein, Tilidin oder Dextropropoxyphen) zur Gabe in der Stabilisationsphase.

Der Übergang Stufe II zu Stufe III ist immer noch Gegenstand kontroverser Diskussionen, da nicht belegt ist, dass nicht auch mit einer Substanz der Stufe III in entsprechender Dosierung der gleiche Effekt erzielt werden kann. Sicher ist aber, wenn eine Substanz der Stufe III in niedriger Dosierung bei Einhaltung der Dosierintervalle nur unter Toleranz therapiepflichtiger Nebenwirkungen eingesetzt wird, auf jeden Fall auf Substanzen der Gruppe II zurückgegriffen werden muss.

Stufe III

Stark wirksame Opiate werden dann eingesetzt, wenn die Höchstdosierungen der Stufe II-Substanzen erreicht sind oder der Schmerz nach der VAS auf der numerischen Analogscala bei 70-100 einzuordnen ist. Andererseits sollten sie immer bei akuten und chronischen Schmerzen eingesetzt werden, wenn Stufe II-Substanzen aufgrund ihrer Wirkstärke nicht in Frage kommen.

Hier ein Appell an alle Chirurgen:

Opioide in *nichtretardierter* Form (Morphin-Hydrochlorid, Piritramid oder Fentanyl) stellen in der **Diagnostik und Behandlung akuter Schmerzen grundsätzlich kein Hindernis dar.** Die Diagnostik wird, sofern diese Substanzen richtig eingesetzt werden, nicht behindert, wenn **am Schmerz titriert** wird: Das heißt: Sie verweilen beim Patienten während der

Das WHO-Stufenschema der Schmerztherapie

intravenösen Infusion (S. 31) bis der Schmerz erträglich wird. Sie brauchen keine Atemdepression oder Somnolenz zu befürchten. Eine Magenperforation wird auch trotz hoher Opioidgaben vom Patienten und vom Therapeuten wahrgenommen.

Folgende Präparate der Stufe III haben sich bewährt:

Morphin als nichtretardierte Form in wässriger Lösung oder als Tablette (**Sevredol**®), als retardierte Substanzen: **MST**®, **MST**®**Continus**, **MST**®**-Retard-Granulat**, **Capros**®, **M-Long**®. Ein weiteres Mü-Rezeptor-Opioid ist _Buprenorphin_ (**Temgesic**®). Weitere Substanzen sind _Hydromorphon_ (**Palladon**®) und _Oxycodon_ (**Oxygesic**®). Diese Substanzen unterscheiden sich im Nebenwirkprofil, wobei psychomimetische Nebenwirkungen weniger stark als beim Morphin in Erscheinung treten. Zur transdermalen Applikation wurde erstmals 1995 _Fentanyl_ (**Durogesic**® seit 2004 **Durogesic smat**®) zugelassen. Diese Substanz hat sich zur Behandlung stabiler Tumorschmerzen als wertvolle Alternative zu den oralen retardierten Substanzen erwiesen. Die therapeutische Einstellung mit **Durogesic smat**® bedarf einer besonderen Vorgehensweise (S.69)

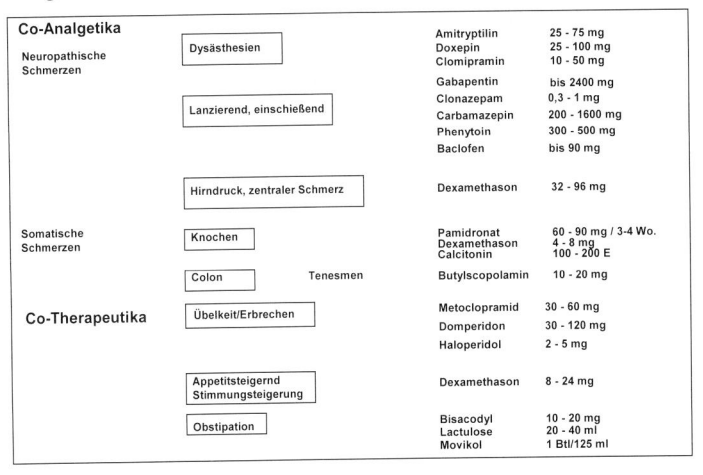

Co-Analgetika				
Neuropathische Schmerzen	Dysästhesien		Amitryptilin Doxepin Clomipramin	25 - 75 mg 25 - 100 mg 10 - 50 mg
	Lanzierend, einschießend		Gabapentin Clonazepam Carbamazepin Phenytoin Baclofen	bis 2400 mg 0,3 - 1 mg 200 - 1600 mg 300 - 500 mg bis 90 mg
	Hirndruck, zentraler Schmerz		Dexamethason	32 - 96 mg
Somatische Schmerzen	Knochen		Pamidronat Dexamethason Calcitonin	60 - 90 mg / 3-4 Wo. 4 - 8 mg 100 - 200 E
	Colon	Tenesmen	Butylscopolamin	10 - 20 mg
Co-Therapeutika	Übelkeit/Erbrechen		Metoclopramid Domperidon Haloperidol	30 - 60 mg 30 - 120 mg 2 - 5 mg
	Appetitsteigernd Stimmungsteigerung		Dexamethason	8 - 24 mg
	Obstipation		Bisacodyl Lactulose Movikol	10 - 20 mg 20 - 40 ml 1 Btl/125 ml

Adjuvantien

Zu den Adjuvantien zählen **Co-Analgetika**, die zu einer Verbesserung der Analgesie bei Tumorpatienten beitragen, und den analgetischen Effekt der Opioide und Nichtopioide unterstützen können. Des weiteren zählen **Co-Therapeutika** dazu, die zur Behandlung von Nebenwirkungen verschiedener Substanzen, die speziell in der Tumor-, Tumorschmerzbehandlung eingesetzt werden. _Co-Analgetika_ sind Substanzen aus der Stoffklasse der _Antikonvulsiva_ und _Antidepressiva._ Des Weiteren der zentral wirkende Alpha-2-Agonist _Clonidin_ und der _NMDA-Antagonist_: Ketamin. Co-Analgetika werden vornehmlich zur Behandlung neuropathischer Schmerzen eingesetzt. Von diesen Substanzen ist bekannt, dass sie zu einer Aktivierung der Schmerzhemmung auf neuronaler Ebene führen. Weitere Substanzen sind die _Pyrophosphate_ zur Behandlung ossär bedingter Schmerzen aufgrund einer Filialisierung. Zu den Co-Analgetika zählt auch _Kortison,_ das Mittel der Wahl beim visceralen und neuropathischen Schmerz ist. Diese Substanzen sollten auf jeder Stufe des WHO-Schemas einbezogen werden (S. 78).

Co-Therapeutika. Hierunter werden alle Substanzen verstanden, die zur Behandlung therapiebedingter Nebenwirkungen geeignet sind. So werden _Neuroleptika_ als Antiemetika und _Laxanzien_ (prokinetisch) bereits prophylaktisch während einer Opioidtherapie mitverordnet. Andererseits kann ein Antidepressivum auch zum Co-Therapeutikum werden, wenn eine opioidbedingte Antriebsarmut mitbehandelt werden muss.

Differenzierte Applikationsformen

Hierzu zählen die kontinuierliche subcutane, die intravenöse und rückenmarknahe Applikation (S.70ff). Unterschiedliche Applikationsformen spielen dann eine Rolle, wenn wegen der spezifischen Tumorlokalisation eine orale Gabe nicht weitergeführt werden kann oder bei unzureichender Analgesie trotz eines „Opioidrotatings" (S.63) die Nebenwirkungen des Opioids im Vordergrund stehen. Eine andere Darreichungsform muss immer im adäquaten Verhältnis zum Aufwand stehen und darf die Lebensqualität des Betroffenen nicht weiter beinträchtigen.

Neurochirurgische bzw. neuroinvasive Verfahren

Seit der Einführung oraler Retardformulierungen von Morphin sowie der intrathekalen bzw. epiduralen Opioidappliaktion sind invasive, neurochirurgische Verfahren nur noch selten notwendig. Bei der perkutanen **Chordotomie** wird der Tractus spinothalamicus auf der jeweils zugehörigen Etage der schmerzauslösenden Region in den cervikalen oder thorakalen Segmenten durchtrennt. Voraussetzung ist, dass nur einseitige Schmerzen vorhanden sein dürfen. Das betrifft eine Extremität oder eine Bauch- bzw. Thoraxhälfte. Die selektive Durchtrennung der Hinterwurzelfasern, die **Rhizotomie**, kann bei Nervenplexus-Schäden vorgenommen werden. Die hiermit verbundenen Komplikationen (_Differenzierungsschmerz_ Apnoe,) rechtfertigen diese Vorgehensweisen nur, wenn alle medikamentösen Verfahren ausgeschöpft sind und *nur dieses* Vorgehen eine Verbesserung der Lebensqualität bedeutet (5). Das bedeutet auch, dass der momentane Zustand des Patienten diese Vorgehensweisen rechtfertigt.

Das trifft ebenso für **neurolyrische Verfahren** zu. Bei der _intrathekalen Neurolyse_ wird Alkohol oder Phenol unter Beachtung der spezifischen Lagerung während der Injektion in den Intrathekalraum gebracht. Da die Neurolyse vor allem bei Patienten mit Rektum-Karzinomen und Plexus sakralis-Infiltrationen mit _perinealen Schmerzen_ in Betracht gezogen werden kann, muss für den Patienten und den Therapeuten klar sein, dass bei dieser Vorgehensweise eine *Blasen- und Mastdarm-Störung in Kauf genommen werden muss.* Wie die intrathekale Neurolyse hat auch die peridurale, lumbosakrale Neurolyse nur eine ca. 50%ige Ansprechrate. Die Dauer der Analgesie kann bis zu 50 Tage betragen. Die Neurolyse des _Plexus coeliacus_ hat eine gute Erfolgsrate bei visceralen Schmerzen, deren Ursprung das Pankreas, der Magen, der distale Oesophagus oder das Colon aszendens und Teile des Colon transversums ist. Schmerzleitende aszendierende Fasern dieser Organe verlaufen über sympathische Fasern zum Plexus coeliacus (5,20). Eine Empfehlung bezüglich des Zeitpunktes der Durchführung und der Effizienz der Schmerzlinderung bei einer direkten Plexusinfiltration kann nicht gegeben werden.

Das WHO-Stufenschema der Schmerztherapie

Physikalische Therapie

Ossär bedingte Schmerzen der Wirbelsäule aber auch übertragene viscerale Schmerzen können zu erheblichen Myogelosen im Schulter und Nackenbereich führen. Hier helfen wärmegebende Verfahren mit der „heißen Rolle". Darüber hinaus ist dies ein sinnvolles Einsatzgebiet _warmer Wickel mit bestimmten Essenzen_ (15). Die Behandlung des Lymphödems ist in der Regel nur mit physikalischen Maßnahmen zu erreichen. Nur selten hat sich die alleinige Behandlung des Lymphödems mit Diuretika als erfolgreich erwiesen. Schmerzen im Bereich der Schulter, die im Rahmen eines Pancoast-Tumors entstehen, führen nicht selten zur „froazen-shoulder". Eine adäquate medikamentöse Opioidtherapie oder thorakale Periduralanästhesie (0,25% Carbostesin oder 0,2% Robivacain 10-15 ml) müssen zeitweise zur Unterstützung physikalischer Behandlungen mit eingesetzt werden.

Psychoonkolische Betreuung

im Rahmen der Psychoonkologie werden Verfahren eingesetzt, die neben den spezifischen Verarbeitungsstrategien zur Tumorerkrankung auch der Schmerzverarbeitung dienen. Visualisierungsübungen n. Simonton sollen nur als Beispiel genannt werden. Psychologische Betreuung meint auch den Beistand zur Krisenintervention (22). Nicht selten sind Ärzte und Pflegende mit den angstbehafteten Problemen der Krebspatienten und deren Angehörige überfordert. In vielen Fällen helfen Gespräche über die Problematik des Alleinseins im Tod oder nichtbewältigter Konflikte, Ängste zu bewältigen. Diese Aufgaben können in einigen Fällen auch von Seelsorgern übernommen werden.

Menschliche Zuwendung

Die Bereitschaft zum Zuhören ist nur Wenigen gegeben. Sich dem „Patienten" zu nähern, diese Eigenschaft ist die Grundlage für das immer anzustrebende Vertrauensverhältnis zu (Palliativ)Patienten. Denn er wird immer wieder dorthin zurückkehren, wo er gut – d. h. nicht nur medizinisch - betreut wurde. So ist immer wieder festzustellen, dass der Erfolg einer suffizienten Schmerztherapie vom Vertrauensverhältnis mitgeprägt ist. Die Bereitschaft, sich auf andere Methoden nach erfolgloser Therapie einzulassen ist das Ergebnis. Diese Akzeptanz wird dadurch unterstützt, wenn Familienangehörige in die Schmerz- bzw. Symptomtherapie mit einbezogen werden. Die Übernahme von Verantwortung im Therapieausmaß und die Mitsprache bei der Festlegung künftiger Therapiestrategien durch den Patienten ist ein Teilaspekt der Salutogenese, die das Gesunde im Körper stärkt. Die Stärkung des Körpers und der Seele durch Musik oder durch eine Maltherapie kann entscheidend zur Verbesserung der Analgesie führen.

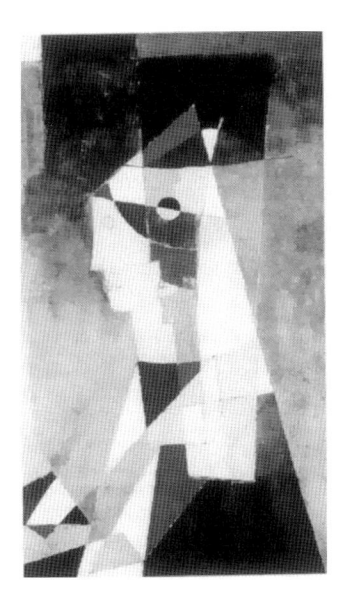

Übersicht der Nichtopioid-Analgetika

Grundsätzlich hemmen Substanzen dieser Stoffklasse sowohl peripher als auch zentral die Cyclooxygenase I und Cyclooxygenase II und damit alle Prostaglandinvorstufen. Prostaglandine sollen die Schmerzrezeptoren sensibilisieren. Darüber hinaus wird ein weiterer, auf zentraler Ebene stattfindender Wirkmechanismus diskutiert. Dabei handelt es sich um die Stimulation von NMDA-Rezeptoren durch **Substanz P und Glutamat** (als erregende Neurotransmitter) die durch wiederkehrende Erregungen zu einer zentralen Sensibilisierung führen. Antiphlogistika können diesen Mechanismus unterdrücken.

Unerwünschte Wirkungen wie die Gastritis bis hin zur Ulceration infolge einer Mukosaschädigung treten sowohl unter oraler als auch unter parenteraler Applikation dieser als Prostaglandininhibitor-Substanzen bekannten Medikamente auf. Dieser systemische Effekt beruht einerseits auf der Zunahme der Säuresekretion infolge fehlender Hemmung, da Prostazyklin den Säuresekretionsstimulus inhibiert. Andererseits wird die Blutflussgeschwindigkeit gastraler Gefäße und die der Niere reduziert. Diese Gefahr ist bei Patienten, die unter Zytostase oder Steroidmedikation stehen, besonders hoch. Daher sollten **grundsätzlich Protonenpumpenhemmer bei gefährdeten Personen dazugegeben werden**. Das Asthma bronchiale ist infolge der Prostaglandin-E-2-Synthese-Hemmung und vermehrter Leukotrien-Bildung eine weitere Nebenwirkung.

Zusammenfassung

Wirkung: Analgetisch, antipyretisch, antiinflammatorisch **Wirkmechanismus:** • Hemmung des Prostaglandinstoffwechels (Cyklooxygenase-Isoenzyme COX-1 und COX-2) • **COX-1:** Für physiologische Funktionen wichtig (Schutz der Magenschleimhaut, Thrombozytenfunktion u.a.) Sog. «Housekeeper»-Funktion • **COX-2:** Hohe Aktivität bei Entzündungen Bildung von proinflammatorischen Prostaglandinen • Die NSAID's unterscheiden sich in ihrer Hemmwirkung gegenüber den beiden COX-Isoenzymen (Einteilung in **nicht-selektive** COX-Hemmer, **partiell-selektive** und **selektive** COX-2-Hemmer). **Dosierung:** NSAID's haben einen «Ceiling effect»: Oberhalb der maximal empfohlenen Dosis keine zusätzliche analgetische Wirkung! **Nebenwirkungen** • Gastrointestinal: Epigastrische Schmerzen, Übelkeit/Erbrechen, Schleimhautschäden und Ulzera im Magen-Darm-Trakt, Durchfall. COX-2-Hemmer sind gastrointestinal wahrscheinlich besser verträglich • Renal: Nierenfunktionsstörungen; interstitielle Nephritis; Papillennekrose • Hämatologisch: Hämolytische Anämie; Zytopenien • Haut: Exantheme; Urtikaria; schwere Hautreaktionen wie Stevens-Johnson-Syndrom • Überempfindlichkeitsreaktionen: Bronchospasmus, Hautreaktionen, Leberschäden • ZNS: Kopfschmerzen; Schwindel; Verwirrtheitszustände	**Wichtige Interaktionen:** • Orale Antikoagulantien (verstärkte Blutungsneigung) • Lithium (Anstieg des Lithium-Spiegels) • Methotrexat (Anstieg des Methotrexat-Spiegels) **Dosierung bei Niereninsuffizienz:** • Bei Niereninsuffizienz keine Akkumulation (Ausnahme: Acetylsalicylsäure, da deren aktiver Metabolit Salicylsäure z. T. über die Nieren ausgeschieden wird). Dennoch vorsichtig dosieren, da Verschlechterung der Nierenfunktion möglich! • Für die neuen COX-2-Hemmer sind die Daten nicht aussagekräftig. **Dosierung bei Leberinsuffizienz:** • In der Regel empfiehlt sich eine Dosisreduktion! • Bei Leberzirrhose/Aszites Risiko einer Niereninsuffizienz (hepatorenales Syndrom) erhöht. **Schwangerschaft:** Dürfen in den letzten drei Schwangerschaftsmonaten <u>**nicht**</u> gegeben werden (Gefahr des frühzeitigen Verschlusses des Ductus Arteriosus Botalli)! **Stillzeit:** Verabreichung in der Stillzeit im Allgemeinen möglich (geringe Ausscheidung via Muttermilch). **Cave:** Wegen seltener, aber schwerer Nebenwirkungen wie z.B. Agranulozytose und aplastischerAnämie sollte Metamizol (Novaminsulfon) nur bei Tumorpatienten mit visceralen Schmerzen eingesetzt werden! <u>**Diclofenac niemals i.m.**</u> spritzen (Anaphylaktoide Reaktion)

Acetylsalizylsäure

muss wegen der relativ geringen Potenz hoch dosiert werden und hat zudem nur eine kurze Halbwertzeit (2 h), so dass der Einsatz dieser Substanz (z.B. Lysin-Acetyl-Salizyl-säure) in der Behandlung akuter, entzündlicher Schmerzen liegt. Die Mindestdosierung liegt bei 500-1000 mg. Der Einsatz von **ASS** sollte nur für einen kurzen Zeitraum erfolgen, da gastrointestinale Nebenwirkungen im Sinne der Mukosaschädigung und der Thrombozytenaggregationshemmung recht frühzeitig beginnen und in der Regel über einen langen Zeitraum asymptomatisch verlaufen. Bei älteren Menschen mit einer immer vorhandenen relativen Hypovolämie spielt die **Reduzierung der Nierendurchblutung** eine immanent wichtige Rolle. Diese Aussagen treffen auch für NSAID-Substanzen zu. ASS ist nicht zur Dauerbehandlung tumorbedingter Schmerzen geeignet. Der peridurale Einsatz (S.72) ist lediglich im Sinne eines Therapieversuches zu rechtfertigen. Suppositorien wirken sehr viel schwächer. CAVE: Wegen Hemmung der prostaglandinvermittelten Bronchodilatation
Bronchospasmus

Nichsteroidale Antiphlogistika (NSAID)

Bei osteolytischen Metastasen werden Substanzen eingesetzt, deren <u>antiphlogistische</u> Wirkung besonders ausgeprägt ist. Hierzu zählen Indometacin, Diclofenac, Naproxen und Ibuprofen. Je stärker die antiphlogistische Wirkung (dosisabhängig), desto höher ist die Gefahr der gastrointestinalen Schädigung. Effektiv sind NSAID auch bei Weichteilinfiltrationen. Ibuprofen besitzt eine gute analgetische Potenz bei Dysmenorrhoen. Die Wirkung entfalten NSAID über die Hemmung der Cyclooxygenase I und II, möglicherweise auch auf spinaler Ebene. Eine Überlegenheit der NSAID gegenüber Opioiden beim entzündlichen KS wird immer wieder angeführt. Knochenmetastasen gehen mit der Bildung von Entzündungsmediatoren (Zytokinen) einher. Dennoch ist die Überlegenheit der NSAID gegenüber opioidhaltiger Substanzen bei Knochenschmerzen nicht belegt (16). NSAID in Kombination mit Opioiden führen zu einer besseren Schmerzlinderung als Opioide oder NSAID allein.
Wenige Substanzen wie Naproxen oder Diclofenac retard eigenen sich zur Dauertherapie wenn hierzu ein Grund (z.B. rezidivierende Arthritiden oder neuropathische Schmerzen) vorliegt. Bei letzteren gab es eine Überlegenheit von Naproxen gegenüber Morphin. **Dosierung:** NSAID's haben einen „Ceiling effect": Oberhalb der Maximaldosis keine Verbesserung der Analgesie. <u>Nebenwirkungen</u>: Tumorpatienten, insbesondere ältere Menschen mit Knochenmetastasen, sind prädisponiert für spezifische Nebenwirkungen wie Nierenversagen, erhöhte Knochenfrakturgefahr und Leberaffektionen. Hypersensitive Reaktionen der Haut (Eruptionen, Blutungen) an den Blutgefäßen (angioneurotisches Ödem) treten nicht selten auf. Recht typisch ist die unter NSAID auftretende Diarrhoe (verstärkt bei der Applikation von Suppositorien). Bei deren Eintritt muss das Antiphlogistikum abgesetzt werden. Grundsätzlich sollte so verfahren werden, dass ***eher das Opioid erhöht wird, bevor die Höchstdosierung nichtsteroidaler Antiphlogistika erreicht ist.*** **Wichtige Interaktionen:** Orale Antikoagulantien (verstärkte Blutungsneigung). Lithium und Methotrexat: Anstieg des Lithium- u. Methotrexat-Spiegels. **Dosierung bei Niereninsuffizienz:** Bei Niereninsuffizienz keine Akkumulation (Ausnahme: Acetylsalicylsäure, da deren aktiver Metabolit Salicylsäure z.T. über die Nieren ausgeschieden wird). Dennoch vorsichtig dosieren, da Verschlechterung der Nierenfunktion möglich. **Dosierung bei Leberinsuffizienz:** Es empfiehlt sich eine Dosisreduktion! Bei Leberzirrhose/Aszites Risiko einer Niereninsuffizienz (hepato-renales Syndrom) erhöht. **Schwangerschaft:** Dürfen in den letzten drei Schwangerschaftsmonaten nicht gegeben werden (Gefahr des frühzeitigen Verschlusses des Ductus arteriosus Botalli)! **Stillzeit:** Verabreichung in der Stillzeit im Allgemeinen möglich (nur geringe Ausscheidung via Muttermilch).

Übersicht der Nichtopioid-Analgetika

Diclofenac

Es liegt als retardierte Form mit einem 12-Stunden-Applikationsintervall vor. Als nicht retardierte Substanz Mittel der Wahl bei Durchbruchschmerzen. Die Wirkdauer beträgt ca. 3-4 Stunden, bei einer Bioverfügbarkeit von 40 - 80 % bei oraler Einnahme. Die Einzeldosierungen betragen 50 mg. Die Tageshöchstdosis liegt bei 150-200 mg.

CAVE: ☺ Intramuskuläre Injektionen von Diclofenac sollten wegen erhöhter Nebenwirkung (anaphylaktoide Reaktion) unterbleiben. (Dtsch. Ärzteblatt 1994)

Naproxen

Diese Substanz eignet sich wegen seiner langen HWZ von 8-12 Stunden zur Behandlung neuropathischer und knöchern bedingter Schmerzen in Verbindung mit Opioiden. Es ist nicht geeignet zur Behandlung akuter Schmerzattacken, da der Wirkbeginn mit 15-20 Minuten zu lang ist. Bei älteren Menschen ist, wenn überhaupt notwendig, die Dosierung von 2 x 250 mg / die ausreichend. Die Höchstdosierung beträgt 1000 mg / die. Aktuelle Untersuchungen (2004) zeigen auch bei dieser Substanz eine <u>erhöhte Cardiovaskuläre Toxizität</u>.

Ibuprofen

Es wird immer als das sicherste unter den NSAID angegeben. Solange die Einzeldosen 200 – 400 mg nicht überschreiten mag das sein. In der Tumorschmerztherapie liegen die analgetisch wirksamen Dosierungen aber bei 400 – 600 mg als Einzeldosis. Bei Tageshöchstdosierungen von 2400 mg ist das Nennwirkprofil völlig identisch mit dem der anderen NSAID-Substanzen. Einzeldosierungen von 200 mg sind rezeptfrei.

<u>Selektive Cyclooxygenase II-Hemmer</u>

COX I ist in nahezu allen Geweben vorhanden z.B. Niere, Magen oder Thrombozyten, in denen es eine Schutzfunktion ausübt. COX II wird bei einer Gewebeschädigung exprimiert: Entzündungsreaktion, Fieber. COX II-Inhibitoren wie **Rofecoxib** (VIOXX®) haben die gleiche analgetische und antiphlogistische Wirkung wie beispielsweise Indometacin. Wegen eines erhöhten **cardiovaskulären Risikos** wurde ***Rofecoxib aus dem Handel genommen***. Celecoxib (Celebrex®) ist ein weiterer COX II-Hemmer. Die Tagesdosierung liegt bei 1 - 2 x 200 mg. Es liegt als Hartkapsel vor. Bezüglich Wirkung und Nebenwirkung unterscheiden sich beide Substanzen nicht. Die analgetische Potenz ist zumindest in der Höchstdosierung (400 mg) gleichwertig. **Auf jeden Fall rechtfertigt der Preis nicht den kritiklosen, sofortigen Einsatz.** Zur Behandlung von Tumorschmerzen sind sie z.Zt. nicht zugelassen.

Paracetamol

ist von den Anilinderivaten (Phenacetin und Paracetamol) als einziges in Deutschland zugelassen. Es soll die zentrale Prostaglandinsynthese stärker hemmen als die periphere. (Bisher nicht ausreichend belegt). Beim entzündlichen Knochenschmerz hat es einen nur mäßig guten Effekt, da die antiphlogistische Komponente fehlt. Bei myofascialen Schmerzen sollte es zuerst eingesetzt werden. Andererseits gibt es keine überzeugenden Hinweise, dass Schmerzen nichtentzündlicher Genese mit Antiphlogistika besser zu behandeln sind als mit Nicht-Antiphlogistika. Wegen seiner geringen Nephrotoxizität ist Paracetamol vor allem bei Kindern das Mittel der Wahl. Die orale und rektale Formulierung ist grundsätzlich erhältlich, während eine **intravenöse Formulierung** (Perfalgan®, Pro-Dafalgan®) bisher nur über die Internationale Apotheke zu beziehen war. Perfalgan® ist wie Pro-Dafalgan® als parenterale Lösung erhältlich. Dosie-

Übersicht der Nichtopioid-Analgetika

rungen über 6g pro Tag müssen wegen der Lebertoxizität (Reduktion der Gluthadionreserve) vermieden werden (*Antidot: N-Acetylzystein: Initial 120 - 150 mg/kg Nach 4 Stunden 10 – 15 mg/kg*). Insgesamt ist die analgetische Komponente recht gering ausgeprägt. Überzeugender ist die antipyretische Wirkung. Wegen seiner geringen Nebenwirkungen ist es Mittel der Wahl. Häufig wird es in Verbindung mit Codein als Saft hergestellt. Menschen mit Lebermetastasen sollten Paracetamol nur nach Abwägung der Risiken erhalten. Es steht als Tablette, Saft oder Lösung zur Verfügung. **Wichtige Interaktionen:** höhere Paracetamol Dosen mit oralen Antikoagulantien (verstärkte Blutungsneigung?) wird diskutiert. In Kombination mit Enzyminduktoren erhöhtes Risiko der Hepatotoxizität! **Dosierung bei Niereninsuffizienz:** Keine Dosisanpassung nötig, **bei Leberinsuffizienz:** Bei schwerer Leberinsuffizienz sicherheitshalber Dosisreduktion! **Schwangerschaft:** Darf in der Schwangerschaft verabreicht werden. **Stillzeit:** Verabreichung in der Stillzeit möglich.

Metamizol

Ist der wichtigste und analgetisch wirksamste Pyrazolabkömmling. Es sollte grundsätzlich nur in der Tumorschmerztherapie angewendet werden und nicht bei banalen Infekten. Die hervorragende analgetische Wirkung wird unterstützt durch einen ausgeprägten spasmolytischen Effekt. Wenngleich das Agranulozyserisiko gering ist (1pro 10^6 Behandlungsfälle), muss bei entsprechendem Blutbild ausgewichen werden auf Paracetamol. Das trifft auch zu, wenn unter Metamizol allergische Reaktionen auftreten (mit max. Gefäßdilatation bei schneller intravenöser Gabe), die auf eine spezifische Antikörperbildung zurückzuführen sind. *Das Nebenwirkprofil ist deutlich geringer als das der NSAID*. Die intravenöse Gabe sollte mind. über 30 Minuten erfolgen. Alternativ ist eine subcutane Gabe auch als Dauerapplikation möglich. Die häufige Anwendung setzt regelmäßige Blutbildkontrollen voraus

Wirkprofil der Nicht-Opioide

	analgetisch	antiphlogistisch	antipyretisch	spasmolytisch
Indometacin	+++	+++	++	0
Ibuprofen	+++	+	+	++ relaxierend auf die Uterusmuskulatur
Diclofenac	++	++	+	0
Metamiziol	+++	0	+++	+++
Paracetamol	++	0	++	0

Nichtopioid-Analgetika – Übersicht

Substanz	Applikation	Bioverfügbarkeit	Wirkeintritt	HWZ	Elimination	Max. Tagesdosis	Kommentar
Acetylsalizylsr. ASS® Aspisol®	p.o., i.m, i.v.	50 %	30 Min	20 Min.	Extrarenal, Salizylsr. (aktive Substanz) renal	4x1000 mg	Metabolisierung zu Salizylsäure mit dosisabhängiger HWZ 3-22 h
Diclofenac[1] Voltaren® Diclophogont® ret	p.o., i.v. rektal i.m.,	50%..	30 Min	2 Std	vorwiegend hepatisch	3x 50 mg Retard; 1x 150 mg 2 x 75 mg	selten hepatische NW Gastritis, Erosionen, Dyspepsie 15%. Diarrhoe. Zentral: Schwindel, Müdigkeit.
Naproxen Proxen®	p.o., rektal	99%	2 Std	12–15 Std.	vorwiegend hepatisch	2x 500 mg Retard; 1x 750mg	Nicht bei Magenulcera und Niereninsuffizienz einsetzen Bei **Knochen** u. kolikartigen Schmerzen im **Urogenitalsystem** gute Erfolge
Piroxicam[2] Felden®	p.o., i.m rektal	99%	?? ca. 3h	30–80 Std.	vorwiegend hepatisch	1X 20mg, 2x bei kurzfristiger Therapie	dto
Meloxicam Mobec®	p.o, rektal	90%	11/2 Std	20 Std	hepatisch	2x7,5mg 1x15mg	dto
Celecoxib Celebrex®	p.o	60-80 %	45 Min	11 Std	vorwiegend hepatisch	2x200 mg	In äquianalgetischen Dosierungen NW ähnlich hoch wie nichtselektive NSAID
Paracetamol ben-u-ron® Prodafalgan®[2] Perfan®[2]	p.o., i.v.	80%	30 Min	2-4 Std.	hepatisch	4 x 500 – 1000	Mögliche Hepatotoxität bei > 6 g / die **Von allen Substanzen die geringsten NW**
Metamizol Novalgin® Novaminsulfon®	p.o., i.v.	80%	30-60 Min	4 Std	hepatisch	4-6 x 750 -1000 mg	Extrem selten aber schwerwiegend: Agranulozytose
Indometacin[2] Amuno®	p.o		60 Min	6 - 8 h		3 x 25 – 50 mg	Magenulcera, Erosionen, Schwindel, Müdigkeit, Diarrhoe, Pseudotumor cerebri Cephalgie
Ibuprofen[2] Tabalon®)	p.o., rektal	90 %	15-20 Min	1,5-2 h	hepatisch	3-4 x 400-600 mg	Von allen NSAID die geringsten NW

1) Anaphylaktoide Reaktionen bei parenteraler Gabe möglich. In einigen Fällen traten zentrale Wesensveränderungen wie: Depression, „Weltuntergangsstimmung" auf
2) Eignet sich nicht zur Dauertherapie

Opioid-Analgetika

Opioide sind Substanzen, die an spezifischen (Opiat)-Rezeptoren des zentralen Nervensystems und an peripheren, afferenten Nervenfasern binden. Natürliche Alkaloide des Opiums, zu denen auch Morphin gehört und synthetische Derivate des Opiums sowie die endogenen Peptide (Endorphine) stimulieren (über Hyperpolarisation der Nervenzellen am postsynaptischen Rezeptor des 2. Neurons) in der Substantia gelatinosa des Hinterhornes (Umschaltung auf das 2. Neuron) diese Rezeptoren. Daraus resultiert eine Unterdrückung exitatorischer, erregender Neurotransmitter (Glutamat u. Substanz P)

Opium ist der getrocknete Saft der Mohnpflanze. Aus diesem Saft wurden bis heute mehr als 40 Alkaloide gewonnen, zu denen das Morphin, Dihydrocodein und das Heroin zählen. Dihydrocodein und Heroin werden zu Morphin umgewandelt. Diese natürlich vorkommenden Alkaloide werden ergänzt durch synthetisch hergestellte Opioide, deren Grundlage das Thebain ist (s.u.). Die analgetische Wirkung wird über die Bindung an Mü, Kappa und Delta-Rezeptoren am Hinterhorn des Rückenmarks (spinal) über eine Hemmung der aufsteigenden Schmerzleitung und im Hirn (supraspinal) über die Schmerzmodulation erreicht. Mit dieser Wirkung sind aber auch **Nebenwirkungen** verbunden, die nahezu immer auftreten ohne substantielle Schäden hervorzurufen. Die ausgeprägte Affinität zum Mü-Rezeptor, der mit hoher Dichte in der Medulla oblongata vorkommt, erklärt die Atemdepression als mögliche Nebenwirkung. Diese Nebenwirkungen können bzw. müssen mitbehandelt werden und stellen somit **ein kalkulierbares Risiko** dar.

Die wichtigsten Alkaloide des Opiums

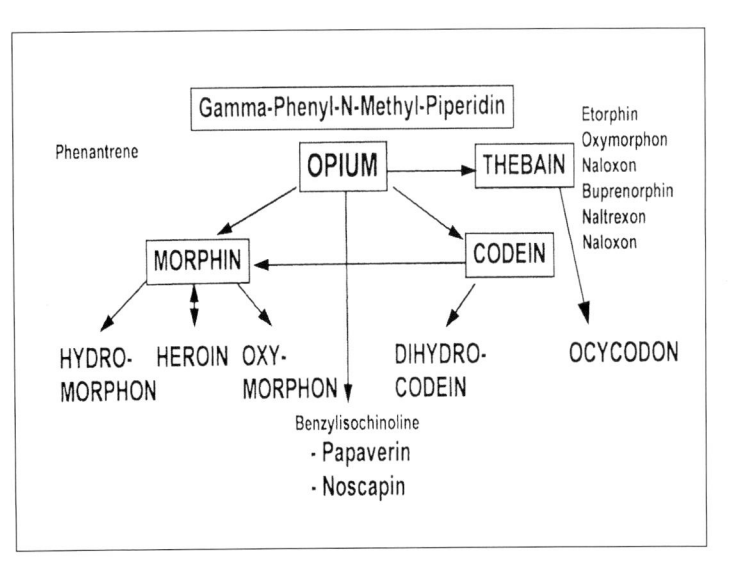

```
                    Gamma-Phenyl-N-Methyl-Piperidin          Etorphin
                                                             Oxymorphon
   Phenantrene              OPIUM         →  THEBAIN         Naloxon
                                                             Buprenorphin
                                                             Naltrexon
                                                             Naloxon
            ↓                       ↓
         MORPHIN   ←              CODEIN
            ↓ ↑

  HYDRO-   HEROIN  OXY-         DIHYDRO-          OCYCODON
  MORPHON          MORPHON      CODEIN
                        ↓
                  Benzylisochinoline
                    - Papaverin
                    - Noscapin
```

Opioid-Analgetika

Zusammenfassung

Wirkung:
Analgetisch, antitussiv

Wirkmechanismus:
- Bindung an endogene Opioid-Rezeptoren im ZNS (spinal und supraspinal).
- Bei den Opioid-Rezeptoren unterscheidet man Mü-, Kappa- und Delta-Rezeptoren, welche die verschiedenen Opioid-Wirkungen vermitteln.
- Die einzelnen Opioide haben unterschiedliche Affinitäten zu den Rezeptortypen.
- Die Wirkung an den Opioid-Rezeptoren kann (mit Einschränkung: Buprenorphin) antagonisiert werden

Dosierung:
- **Schwache Opioide:** Die empfohlene maximale Tagesdosis soll nicht überschritten werden, sondern bei inadäquater Analgesie auf ein starkes Opioid wechseln
- **Starke Opioide:** Sollen so hoch dosiert werden, bis keine Schmerzen mehr vorhanden sind. Hat die Substanz eine antagonistische Wirkkomponente, tritt ein «Ceiling effect» auf (d.h. mit steigender Dosis keine Verbesserung der Analgesie)

Nebenwirkungen der Opioide:
- ZNS: Atemdepression, Euphorie, Verwirrtheitszustände, Somnolenz, Angst, Miosis, Dysphorie, Hyperalgesie
- Gastrointestinaltrakt: Übelkeit, Erbrechen, Obstipation Spasmus des Sphinkters Oddi
- Muskulatur: Muskelspasmen, **Myoklonie**
- Herz-Kreislauf-System: Hypotonie
- **Harnwege: Harnretention (Detrusorspasmus)!!!!!!**
- Haut: Pruritus, Urtikaria, Parästhesien, Taubheitsgefühl

Toleranz und Abhängigkeit bei Opioiden:
- Bei chronischer Verabreichung entwickelt sich eine Toleranz. Dies betrifft die erwünschten wie auch unerwünschten Wirkungen (Ausnahme: Obstipation)!
- Alle Opioide können zu Abhängigkeit führen (Entzugssymptome)! Aber nicht zur Sucht Dies ist aber selten klinisch relevant, wenn Opioide als Analgetika verabreicht werden und darf nicht daran hindern, die adäquaten Dosen zu geben, die zur Schmerzlinderung nötig sind!

Wichtige Interaktionen:
- Verstärkte ZNS-Depression in Kombination mit anderen Psychopharmaka und Alkohol.
- Bei Opioiden, die über das Zytochrom-P450-System metabolisiert werden: erhöhte/erniedrigte Spiegel möglich, wenn sie mit Hemmstoffen/ Induktoren des Zytochrom-P450-Systems kombiniert werden.

Dosierung bei Niereninsuffizienz:
In der Regel empfiehlt sich eine Dosisreduktion, da Muttersubstanz oder aktive Metaboliten renal eliminiert werden!

Dosierung bei Leberinsuffizienz:
In der Regel ist eine Dosisreduktion sinnvoll (bei schwerer Leberinsuffizienz erhöhte Empfindlichkeit des ZNS gegenüber Opioiden)!

Schwangerschaft:
Opioide können bei zwingender Indikation in der Schwangerschaft kurzfristig gegeben werden. Beider Geburt bedeutende Risiken für das Neugeborene (Atemdepression, Entzugssymptome).

Stillzeit:
Opioide können bei zwingender Indikation in der Stillzeit gegeben werden.

Die **synthetisch** oder **halbsynthetisch** gewonnenen Opiate werden wie die **natürlichen Alkaloide** als **Opioide** bezeichnet. Die Potenz der Opioide wird durch die Wirkstärke und durch die Wirkdauer definiert. Die Klassifikation erfolgt nach der Rezeptordynamik.

Potenz der Opioide: **Wirkstärke.** Diese ist abhängig von der *intrinsischen Aktivität*, was meint, dass nach der Bindung am Rezeptor dieser eine räumliche Veränderung erfährt. Des weiteren von der *Affinität*, d.h. je „passgenauer" das Opioid am Rezeptor, desto intensiver die Bindung.

Wirkdauer, die abhängig ist von der Affinität und der Pharmakokinetik eines Opioids

Klassifikation: **Rezeptordynamik**: Agonist/Antagonist

Opioide sind der **Grundstein einer Tumorschmerztherapie**. Opioide *können* in der Tumorschmerztherapie mit Nichtopioiden kombiniert werden.

Opioid-Analgetika

Opioide sind **nicht das primäre Analgetikum der Wahl** bei Dysästhesien, Neuralgien (Trigeminus- oder Postzoster-Neuralgie) bevor nicht sogenannte Co-Analgetika getestet wurden. Spannungskopfschmerzen, Migräne oder andere Formen des Gesichtsschmerzes sind grundsätzlich keine Indikation für Opioide. Nicht immer *ausreichend* wirksam sind sie bei somatischen Nozizeptorschmerzen. Nervenkompressionsschmerzen müssen in der Regel mit Co-Analgetika kombiniert werden.

Sucht, Abhängigkeit und Toleranzentwicklung

In der Tumorschmerztherapie spielt Suchtentwicklung keine Rolle. Für die **psychische Abhängigkeit** stand bisher der Begriff Sucht, der die Zwanghaftigkeit beschreibt, einen bestimmten psychischen Zustand zu erreichen. Dieser Zustand ist in der Regel mit dem Kontrollverlust der Persönlichkeit verbunden. Kein Tumorpatient hat dieses Verlangen, für ihn steht das Verlangen nach Schmerzlinderung. Diesen Wunsch haben auch Patienten mit chronischen Schmerzen nichtmalignen Ursprungs. Eine **physische Abhängigkeit** entwickelt sich bei der Dauereinnahme von Opioiden und zeigt sich in einer *Entzugssymptomatik* bei abruptem Absetzen (S. 65).

Eine **Toleranzentwicklung**, d.h. die unzureichende Wirkung einer Substanz oder die Dosiserhöhung, um den gleichen *analgetischen Effekt* zu erreichen kann sich bei allen Opioiden entwickeln. Tatsächlich gibt es Situationen (neuropathische Schmerzen), in denen die konsequente Dosiserhöhung solange erforderlich ist, bist die Grenze der tolerierbaren Nebenwirkungen erreicht wird. Toleranz setzt voraus, dass primär ein Ansprechen des Schmerzes auf ein Opioid vorhanden war, bei gleicher Schmerzgenese. Wird unter Beibehaltung desselben Opioids und dessen konsequenter Steigerung keine ausreichende Analgesie erreicht, kann der Wechsel des Opioids auf ein anderes (Hydromorphon, L-Polamidon) oder der Wechsel des Applikationsweges notwendig werden. *Keine Toleranz* entwickelt sich gegenüber der **Obstipation.** Sie ist dauerhaft mit der Opioideinnahme verbunden. Daher muss generell zur <u>Morphin</u>therapie ein Laxanz mitgegeben werden (S.94). Eine **Toleranz gegenüber Übelkeit, Erbrechen und Müdigkeit** entwickelt sich in der Regel nach ca. 1 Woche. Daher sollte zu Beginn einer Opioidtherapie ein Antiemetikum mitverordnet werden (S.93), um eine frühzeitige Akzeptanz beim Betroffenen zu erreichen. Es gilt, alle bekannten Nebenwirkungen mit dem Patienten zu besprechen. Andere Opioide wie Hydromorphon (Dilaudid®, Palladon®), Fentanyl (Durogesic smat®) oder Buprenorphin (Transtec®) haben eine geringere Obstipationsneigung, was jedoch wissenschaftlich nicht belegt ist.

Wichtige Interaktionen:

Verstärkte ZNS-Depression bei gleichzeitiger Gabe von Psychopharmaka und Alkohol. Bei Opioiden, die über das Zytochrom-P450-System metabolisiert werden: erhöhte/erniedrigte Spiegel möglich, wenn sie mit Hemmstoffen/ Induktoren des Zytochrom-P450-Systems kombiniert werden (S. 57): Enzymaktivierung: **verkürzte Opioidwirkung** durch Carbamazepin, Phenytoin, Rifampicin. **Verlängerte Opioidwirkung** durch Diltiazem, Erythromezin, Metroprolol, Metronidazol, Omeprazol, Verapramil. **Dosierung bei Niereninsuffizienz:** In der Regel empfiehlt sich eine <u>Dosisreduktion</u>, da Muttersubstanz oder aktive Metaboliten renal eliminiert werden! (Ausnahme: Oxycodon, Hydromorphon) **Dosierung bei Leberinsuffizienz:** In der Regel empfiehlt sich eine <u>Dosisreduktion</u> **Schwangerschaft:** Opioide können bei zwingender Indikation in der Schwangerschaft kurzfristig gegeben werden. Bei der Geburt Auftreten von Risiken für das Neugeborene: Atemdepression, Entzugssymptome. **Stillzeit:** Opioide dürfen bei klarer Indikation in der Stillzeit gegeben werden. Je höher die Lipophilie, desto höhere Konzentrationen werden in der Muttermilch gefunden.

Übersicht der schwach wirksamen Opioide – Stufe II

Codein und Dihydrocodein (DHC-Mundipharma®)

Codein selbst wirkt nicht analgetisch, der aktive Metabolit ist Morphin. Metabolisierung zu Morphin durch Cyp2D6.Bei Hemmung von Cyp2D6 durch andere Arzneistoffe oder bei "Poor Metabolisern" keine analgetische Wirkung. Cyp2D6 wird u.a gehemmt durch Chinidin, einige SSRIs (selektive Serotonin-Reuptake Hemmer z.B. Fluoxetin, Fluvoxamin, Sertralin), Diphenylhydramin Chloroquin und Proteaseinhibitoren hauptsächlich <u>Ritonavir (HIV).</u> Die Erfahrung zeigt, daß der Einsatz dieser Substanzen in der Tumorschmerztherapie nur von kurzer Dauer ist, da bald auf Substanzen vom Typ Morphin gewechselt werden muß. Nachteilig wirkt sich auch die Dosislimitierung aus, so daß wir in vielen Fällen in der Tumorschmerztherapie sofort mit Opioiden der Stufe III die Therapie beginnen. *Allen Substanzen gemeinsam ist das ausgeprägte emetische Potential, das sich kaum von dem der Stufe III-Opioide unterscheidet*

Diese Substanzen entwickeln ihre Analgesie über den Metaboliten, der beim Codein das Dihydro*morphin* ist. Zirka 10 % des Codeins werden in Morphin umgewandelt. Dihydrocodein ist ca. 1,5-2mal stärker wirksam als Codein. Die **ausgeprägte Obstipation und Müdigkeit** unterscheidet sich kaum von den "stark" wirksamen Opioiden. Codein, dessen Wirkstärke 1/10 des Morphin beträgt, liegt nur als schnell wirkende Substanz vor. Die **retardierte Form** (DHC-Mundipharma®) ist bei stabilen Tumorschmerzen zu bevorzugen. Die Wirkstärke des **Dihydrocodeinphosphat** beträgt 1/6 des Morphins. Die Wirkdauer beträgt nahezu 10 Stunden.

Dosierung: 2 x 60 - 120 mg DHC / Tag. <u>100 mg DHC = 10 mg MST®</u>
Oral: Tbl. zu 10, 20, 30 mg (Paracodin), Tbl. zu 60, 90 und 120 mg retardiertes Dihydrocodein (Mundipharma)

Tramadol (z.B. Tramal®, Tramal long®, Tramundin retard®)

Tramadol wirkt einerseits als Agonist direkt über Opiatrezeptoren. Ein anderer Wirkmechanismus könnte in der Aktivierung serotoninerger und noradrenerger schmerzhemmender Transmittersysteme liegen. Der eigentlich analgetisch wirksame Metabolit ist das Desmethyltramadol. Die Wirkstärke beträgt bei intramuskulärer Gabe 1/12-1/20 des Morphins. Der Metabolit Desmethyltramadol wird fast ausschließlich über die Niere ausgeschieden. Die Bioverfügbarkeit beträgt ca. 70 %. Als Vorteil erweist sich die **geringe spasmogene** Nebenwirkung im Magen-Darmtrakt, sowie im Urogenitalsystem. Die Wirkdauer der nichtretardierten Form beträgt ca. 3-4 h, so dass langfristig nur das retardierte Tramadol bei stabilen Schmerzen (Tramundin retard® oder Tramal long®) eingesetzt werden sollte. Eine *ausgezeichnete Titrierung* ist mit der derzeitigen Tropfenform möglich. Nachteil: Sedierung, **Übelkeit**, Erbrechen. Die Obstipation scheint geringer zu sein als die der Stufe III-Opioide. Wirkstärken von 50, 100, 150, 200 mg stehen zur Verfügung. Die parenterale Applikation ist intravenös und *subcutan* möglich.

Dosierung: Nichtretardiert: 4- 6 x 50 - 100 mg / Tag oral entsprechend 2 x 200 - 300 mg retardierter Substanz. 20 Gtt = 50 mg. <u>100 mg Tramadol = 5 - 10 mg MST®</u>
Oral: Tbl. zu 50 und 100 mg Retard-Tabletten oder Kapseln zu 50, 100, 150 und 200 mg. Tropfenform mit Dosierpumpe. 1 Hub = 4 Trpf.= 12,5 mg
Supp.: Suppositorien zu 100 mg
Parenteral: 1 Amp. zu 1 ml mit 50 mg, 1 Amp. zu 2 ml mit 100 mg

Pentazozin (Fortral)®

Pentazocin bindet, an die Opioidrezeptoren teilweise als Agonist und teilweise als Antagonist. Als Agonist führt Pentazocin zu den typischen Wirkungen der Opioide. Die antagonistische Wirkung von Pentazocin kann jedoch auch bei opioidabhängigen Personen Entzugserscheinungen auslösen. Die Wirkstärke beträgt ein Drittel des Morphin auf, und kann im Gegensatz zu Morphin eine Erhöhung des Blutdrucks und der Herzfrequenz bewirken. Die **Nebenwirkungen** entsprechen denen des Morphins Es besteht eine erhöhte zentrale Krampfbereitschaft. Die NW auf den GI-Trakt und Blasensphinkter (M. Detrusor) entsprechen denen aller anderer Opioide. Bei Patienten mit einer KHK sollte ohnehin auf Pentazozin wegen hypertoner Wirkungen verzichtet werden. Selten Leukopenie!

Dosierung: 6 x 15-30 mg i.v. **Supp.:** Suppositorien zu 50 mg **Parenteral** 1 ml-Amp. mit 30 mg

Übersicht der schwach wirksamen Opioide – Stufe II

O-Tilidin-Naloxon (Valoron N®)

Wie die anderen Substanzen dieser Stufe verfügt es über eine hohe analgetische Potenz, die 1/7–1/10 des Morphin beträgt. Die Bioverfügbarkeit beträgt ca. 90%. Tilidin ist ein Pro-Drug, das in Nortilidin, dem eigentlichen Wirkstoff, umgewandelt wird. Die Metabolisierung erfolgt fast ausschließlich in der Leber. **Es fehlt eine spasmogene Wirkung.** Der Zusatz von Naloxon wurde gewählt, um das Mißbrauchpotential zu verringern. Naloxon ist ein Mü-Rezeptor-Antagonist. Bei Dosierungen über 800 mg soll der antagonistische Effekt stärker zum Ausdruck kommen. Bei Dosierungen im therapeutischen Bereich wird Naloxon aufgrund des *hohen first-pass-Effektes* weitestgehend in der Leber inaktiviert.

Bei Leberzirrhose ist mit reduzierter Wirksamkeit zu rechnen ist. Ursache: aufgrund der mangelnden Umwandlung von Tilidin zum aktiven Metaboliten Nortilidin steht weniger aktives Nortilidin zur Verfügung. Aufgrund des reduzierten First-pass-Effektes von Naloxon wird dieses bioverfügbar und kann die Effekte von Nortilidin antagonisieren.

Es sollte mit anderen Opioiden nicht kombiniert werden, da in Dosierungen oberhalb des therapeutischen Bereichs eine Entzugssymptomatik und eine Minderung der Analgesie auftreten kann. Es liegt in retardierter Form und als nicht-retardierte Substanz vor, so daß diese Substanz wie auch das Tramadol zur Schmerztitrierung geeignet ist. Nachteil: **Übelkeit, Müdigkeit und Schwindel.** Es steht in Tropfenform zur Titrierung zur Verfügung.

Dosierung: 4 x 30 - 40 Gtt/die.1 Kps = 50 mg. 1 Gtt = 2,5 mg Tilidin und 0,2 mg Naloxon.
100 mg Tilidin = 7-10 mg MST®
Oral: Lösung mit 100 ml. 50 mg Tilidin und 4 mg Naloxon = 20 Trpf = 1 ml.
Kapseln mit 50 mg Tilidin und 4 mg Naloxon pro Kps.
Retardtabletten mit 50 / 4, 100 / 8 und 150 / 12 mg Tilidin / Naloxon

Pethidin (Dolantin®)

Für die Dauertherapie bei Tumorpatienten nicht geeignet, da kein Retardprodukt vorhanden, die therapeutische Breite zu eng ist. Allenfalls sinnvoll zur postoperativen Schmerztherapie, da angeblich in geringem Maße die Muscarinrezeptoren blockiert werden und damit geringere spasmogene Wirkung als Morphin. Evtl. Vorteil bei Schmerzen durch Spasmen glatter Muskulatur, z.B. Gallenkolik. Es ist schwächer wirksam als Morphin. Metabolisierung u.a. zu Norpethidin. Norpethidin hat eine geringere Affinität zu Opioidrezeptoren als Pethidin, kann aber zu zentralnervösen exzitatorischen Phänomene führen: Tremor, Unruhe bis hin zu zerebralen Krampfanfällen. Norpethidin wird langsamer eliminiert als Pethidin. Kumulationsgefahr bei wiederholter Anwendung vor allem bei Niereninsuffizienz. Pethidin ist bei bestehender **Niereninsuffizienz kontraindiziert**.

Dosierung: Einzeldosis 50 – 100 mg i.v. alle 4 - 6 Std. Ein Ceiling-Effekt tritt bei Dosierungen über 250 mg auf. Dosisäquivalent: 100 mg Pethidin entsprechen 15 mg Morphin

Oral: Tropfen 1 ml = 50 mg Pethidin
Supp.: 1 Suppsositorium enthält 100 mg Pethidin
Parenteral: Injektionslösung 1 Amp. mit 1 ml / 2 ml enthält 50 / 100 mg Pethidin

Übersicht der schwach wirksamen Opioide – StufeII

	Applikationsweg	Bioverfügbarkeit	Wirkungseintritt bei oraler Gabe	Halbwertzeit	Elimination	Max. Tagesdosis (i.Ggs.Stufe III-Opioide)	Analgetische Potenz	Besonderes
Codein®	p.o.	12 – 84%	30 – 60 Min.	3 – 4 h	Hepatisch, Metaboliten pharmakologisch aktiv 10% werden zu Morphin umgewandelt	4 x 50-60mg	0,1	analgetische Wirkung durch Umwandlung in Morphin
Dihydrocodein DHC®	p.o	20%	30 Min.	3 – 4 h	hepatisch, Metaboliten pharmakologisch aktiv einTeil wird zu Dihydromorphin umgewandelt	4 x 60 mg Retardform 2x 120 mg	0,1–0,15	analgetische Wirkung durch Umwandlung in Dihydromorphin
Tramadol Tramal® Tramundin® Tramallong®	p.o., rektal s.c., i.m., i.v.	75%	30 – 60 Min	Ca. 6 h	> 75% hepatisch Desmethyltramadol pharmakologisch aktiv	4 x 100mg Retardform 2x200 mg	0,1– 0,2	seltene Nebenwirkung: Konvulsionen bei hoher Dosierung oder in Kombination mit trizyklischen Antidepressiva
Dextropropoxyphen Develin retard®	p.o	30 –70%	30 – 40 Min	6 –12 h	> hepatisch Metaboliten pharmakologisch aktiv	2- 3 x 150 mg Retardform	0,1	bei Dosierungen von >300 mg ist die Bioverfügbarkeit mit einer HWZ <50 Std bei älteren Menschen verlängert
Pethidin Dolantin®	p.o., rektal s.c., i.m.,i.v	20 – 40%	15 – 30 Min	2-3 (4) h	> hepatisch Metaboliten pharmakologisch aktiv	4 x 50 mg parenteral	0,1–0,15	Norpethidin, ein Metabolit, hat eine konvulsive Wirkung; daher nicht zur Behandlung chronischer Schmerzen einsetzen. Interaktionen mit anderen serotoninergen Substanzen möglich (Serotonin-Syndrom)
Tilidin (+Naloxon) Valeron N®	p.o., s.c., i.m., i.v.	>90% (nur Nortilidin)	15 – 30 Min	5 h (Notiliidin3-5h Naloxon 30 Min.	>hepatisch	4 x 100mg 2 x 50–2 x 200mg Retard	0,05-0,1	Tilidin ist ein Prodrug Nicht mit anderen Opioiden kombinieren, Konkurenz um den gleichen Rezeptor, Inaktivierung durch Naloxon
Pentazocin Fortral®	p.o., rektal s.c, i.m, i.v.	<20%	15 – 30 Min.	2-3 (5) h	>hepatisch	6 x 100mg	0,2	Partialagonist / Antagonist

Übersicht der stark wirksamen Opioide – Stufe III

Zu den Opioiden der Stufe III zählen reine Agonisten wie Morphin, Levomethadon, Oxycodon, Hydromorphon und Fentanyl. Als gemischter Agonist/Antagonist Buprenorphin und Pentazozin. Substanzen, wie **Pethidin** (Dolantin®) und **Pentazocin** (Fortral®) werden nicht zur Behandlung von Dauerschmerzen eingesetzt: Pethidin besitzt konvulsiv wirksame Metabolite. Pentazocin hat ausgeprägte psychomimetische Nebenwirkungen und führt zu einem Anstieg des pulmonalen und arteriellen Mitteldruckes. Darüber hinaus liegen diese nicht in retardierter Form vor. Dennoch werden sie im Rahmen der allgemeinen Opioidbesprechung angeführt und kurz erläutert. In der **Tumorschmerztherapie** sollte immer der **Einsatz reiner Agonisten** angestrebt werden. Synthetisch hergestellte Opioide sind u.a. Buprenorphin, Hydromorphon, Heroin und Oxycodon.

Morphin (z.B. MST®, M-Long®, M-dolor®) Natürliches Alkaloid des Opiums

Zusammenfassung:

Morphin: analgetischer Standard, µ-Agonist, Anwendung i.v., i.m., s.c.,p.o.Wirkungsdauer (nicht retardiert) 4-5 h. **Hoher first pass Metabolismus**, daher Bioverfügbarkeit von etwa 30% bei oraler Applikation. **Bei Leberinsuffizienz kann die Bioverfügbarkeit bis 100% betragen** = Extreme Kumulationsgefahr. Metabolisierung erfolgt zu Morphin-3-Glucuronid (M3G, 50-60%, inaktiv) und Morphin-6-Glucuronid (M6G, ca. 10%, aktiv). Enzym: Glucuronyltransferase. Ort: hauptsächlich Leber, außerdem Niere. Ausscheidung der Metaboliten über die Niere in Abhängigkeit von der Kreatininclearance, d.h. **bei Niereninsuffizienz verzögerte Ausscheidung**, dadurch erhöhte Toxizität von M6G. Unerwünschte Begleiterscheinungen typisch für alle Opioide (dosisabhängig): Atemdepression, Obstipation, Sedierung, Euphorie, Miosis, Übelkeit und Erbrechen (meist nur zu Beginn), Histaminfreisetzung mit Juckreiz, Vasodilatation, bei Hypovolämie RR-Abfall, mögliche Induktion von Toleranz und Abhängigkeit, Ödeme, Libidoverlust.
Morphin wird in 2 Metabolite abgebaut, dem analgetisch inaktiven Hauptmetaboliten Morphin-**3**-Glucuronid und dem *Morphin-6-Glucuronid*, dem eine stärkere analgetische Wirkung als dem Morphin beigemessen wurde. Hieraus resultiert die mögliche Gefahr einer *Kumulation bei einer Niereninsuffizienz*. Neuere Untersuchungen zeigen jedoch auch, dass *Morphin-6-Glucuronid* **intravenös** appliziert, **keine** Analgesie hervorruft. Aufgrund seiner Plasmahalbwertzeit von 4-6 Stunden stellt sich bei der Erstapplikation ein Gleichgewicht erst nach 24 - 36 Stunden ein, solange muss die Zeit zur weiteren Erhöhung in der Titrationsphase abgewartet werden. Morphin liegt in allen Applikationsformen vor, so dass eine enteorale und auch eine parenterale Gabe (subcutan, rektal, intramuskulär, intravenös, peridural, intrathekal, intraventrikulär) ohne Probleme möglich ist.
Morphin ist das Mittel der Wahl zur Behandlung von Schmerzen, die im Zusammenhang mit der Tumorerkrankung bestehen. In der Regel wird es in Kombination mit Co-Therapeutika verabreicht. Es steht in **wässriger 1-oder 2%iger Lösung** zur Verfügung, (1 ml = 10 mg bzw. 20 mg). Die Herstellung einer (instabilen) 4%igen Lösung durch eine Apotheke zur intravenösen Gabe ist möglich. Das Sterilisieren ist sehr aufwendig, da Erhitzen die 4% Lösung inaktiviert. Statt der wässrigen Lösung gibt es alternativ **Tabletten zu 10 und 20 mg** (Sevredol®). Die Wirkdauer beträgt 4-6 h, so dass eine **4-6malige** Applikation erfolgen muss. Die Bioverfügbarkeit liegt bei ca. 30 %. Wenn keine wässrige Lösung oder Sevredol® zur Verfügung steht, kann "notfallmäßig" das retardierte Morphin **zerkaut** mit gleichem Effekt wie nicht retardiertes eingenommen werden. Das heißt, das Zeitintervall verkürzt sich von 8-12 h bei der retardierten auf 4 - 6 h bei der nicht retardierten Form.
Die retardierte Form des Morphins, das *MST®*, kann alle 12 h gegeben werden. Eine Maximaldosierung ist bisher nicht festgelegt worden. Nebenwirkungen wie Schwitzen und Müdigkeit sind selten, können jedoch Zeichen einer relativen Überdosierung sein. Nahezu obligat ist die Obstipation. Übelkeit und Erbrechen stellen sich bei Behandlungsbeginn bei 30 % der Patienten ein. Eine weitere Formulierung mit der **einmaligen Gabe** pro Tag ist das *MST Continus®*. Die Wirkdauer beträgt ca. 24 Stunden. Bei der Verordnung von Morphin zur parenteralen Gabe über ein Port-System gibt es *MSI®* 10, 20, 100 u. 200 mg.

Übersicht der stark wirksamen Opioide – Stufe III

> *Zu Beginn ist eine **2malige Applikation meistens** erfolgreich. Wichtig ist, dass die **Einzeldosis hoch genug gewählt wurde.***

Als **Suspension** wird **MST®Ratard-Granulat** in **Wasser** aufgeschwemmt wird. Es kann über eine PEG-Sonde appliziert und mit Wasser nachgespült werden. Die Granulate können auf Joghurt gestreut und so unzerkaut zugeführt werden.

MST®Ratard-Granulat 20, 30, 60, 100 und 200 mg
MST®-Tabletten: 10, 30, 60, 100 u.200 mg. **Sevredol®-Kps**.10 mg, 20 mg (schnell wirksam)
MSR® Suppositorien liegen in nichtretardierter Form vor: 10, 20, 30 mg

Hydromorphon (Palladon®) semisynthetisches Alkaloid

Hydromorphon wird gut resorbiert (Bioverfügbarkeit ca. 50%). Der Hauptmetabolit Hydromorphon-3-Glucuronid, wird mit dem Harn ausgeschieden. Untersuchungen belegen, daß Nebenwirkungen wie Übelkeit, <u>Sedierung und Obstipation bei Hydromorphon 2 - 3 x seltener auftreten als bei Morphin. Im Falle einer Niereninsuffizienz ist Hydromorphon dem Morphin vorzuziehen</u>, das einen aktiven Metaboliten (M-6-Gluc) bildet, der bei einer Ausscheidungshemmung zu einer toxischen Kumulation führen kann. Palladon® liegt als **retardierte** und **nicht retardierte** orale Substanz mit einer **Wirkdauer von 12 bzw. 4 Stunden** vor. Die parenterale Lösung Dilaudid® (1 ml = 2 mg) oder Dilaudid stark®(1 ml= 4mg) liegt in wässriger Lösung (als nichtretardierte Substanz) vor. Dosisäquivalenz Hydromorphon zu Morphin ca. 7,5 : 1. Bei einer Dauertherapie Verringerung auf ca. 5 : 1. Wegen erheblich geringerer Nebenwirkungen größerer therapeutischen Breite: **Keine Dosiseinschränkung bei Niereninsuffizienz** (Mittel der 1. Wahl unter den oralen Retardsubstanzen). **Antidot: Narcanti.**

Palladon® 1,3 mg entsprechen 10 mg Sevredol® (Morphin) (1,3mg x Faktor 7.5=10 mg)
Palladon®2,6 mg entsprechen 20 mg Sevredol® (Morphin) (2,6 mg x Faktor 7,5=10 mg)
Palladon®-Hartkapsel (nicht retardiert, sofort wirksam) 1,3 und 2,6 mg
Palladon®-Retard-Tbl.: 4, 8, 16, 24 mg
Dilaudid-Lsg®: 1 ml = 2 mg
Dilaudid stark®: 1 ml = 4 mg Hydromorphon-HCL + Atropinsulfat 0,5 mg

Hydromorphon 1% zur parenteralen Anwendung 10 g

Haltbarkeit: 365 Tage
Herstellung: Aseptische Zubereitung unter dem LAF: Hydromorphon HCl einwiegen, in NaCl 0,9 % vollständig lösen. Wasser dazugeben und mischen. Je 10 ml Lösung in vorsterilisierte Injektionsflaschen sterilfiltrieren (0,2 µm), autoklavieren. Rückstellmuster: 4 x 5ml (1 xSteriltest, 1 x für Analytik, 2 x für Haltbarkeitsuntersuchungen) Das Rückstellmuster für die Mikrobiologie wird nur mit "H" und Herstelldatum gekennzeichnet. Auch bei den Rückstellmustern Eintrag ins BTM-Buch nicht vergessen!
Inprocess: Bubble Piont Test
Anwendung: Analgetikum für subcutane Schmerzpumpen
Chargengröße: 20

Übersicht der stark wirksamen Opioide –Stufe III

Oxycodon (Oxygesic®) semisynthetisches Alkaloid

Retardiertes Oxycodon ist in Deutschland als Oxygesic® eingeführt, dessen analgetische Wirkpotenz bei der oralen Applikation im Verhältnis zu Morphin doppelt so stark ist: Morphin : Oxycodon = 1:2. Oxycodon ist ein Mμ-Rezeptor-Agonist, der keinen Ceiling-Effekt aufweist. Die Bio-verfügbarkeit beträgt ca. 80 %. Die schmerzlindernde Wirkung setzt innerhalb von ca. 60 Min. ein (MST ca. 1,5-2 h) mit einer Wirkdauer von ca. 12 Stunden, so dass eine 2malige Gabe tgl. erfolgen soll. Das Nebenwirkprofil entspricht weitestgehend dem Morphin, wobei die zentralnervösen Veränderungen geringer sind als unter Morphin. Dieser Vorteil könnte vor allem **bei älteren Menschen** zum Tragen kommen. Im Gegensatz zu Morphin, dessen Hauptmetabolit Morphin-3-Glucoronid analgetisch wirkt ist und dem (analgetisch wirksamen?) *Morphin-6-Glucoronid*, sind die Metaboliten Oxymorphon und Noroxycodon pharmakologisch inaktiv, so daß lt. Hersteller, die Muskelrigidität und die Histaminfreisetzung im Gegensatz zu Morphin nicht vorhanden sind. Bei Tagesdosierungen unterhalb 60 mg soll ein sofortiges Absetzen, ohne Ausschleichen (in der 2malige Gabe tgl. erfolgen soll. In der Tumor-schmerzbehandlung bei Niereninsuffizienten im Tages-Doisisbereich von 200 mg eine Alternative zum Morphin.
Antidot: Narcanti. Tbl.: 5, 10, 20, 40, 80 mg

Buprenorphin (Temgesic®) Synthetisches Derivat

Zusammenfassung:

Buprenorphin: partieller Agonist. Starke und langandauernde Bindung an μ-Rez, potenter als Morphin aber geringere Maximalwirkung. Wirkdauer 6-8h. Geringe Bioverfügbarkeit (15%) bei oraler Applikation, Bioverfügbarkeit bei s.l. Applikation ca. 55%. Durch Naloxon nur unzureichend antagonisierbar.

Buprenorphin ist ein Partialagonist am μ-Opioidrezeptor und ein Antagonist am k-Rezeptor, dessen Tagesdosierung max. 4-5 mg beträgt. Darüber hinaus kommt es zu einem "Ceiling"-Effekt, das heißt, daß eine weitere Dosissteigerung zu keiner Verbesserung der Analgesie führt. Sein Vorteil besteht aufgrund der sublingualen Applikation im schnellen Wirkungseintritt von ca. 20 Minuten. Darüber hinaus stellt es eine Alternative gegenüber dem Morphin bei gastrointestinalen Resorptionsstörungen dar. Eine Titration des Schmerzes mit Buprenorphin ist aufgrund der schlechten Steuerbarkeit nicht sinnvoll. **Die max.Tagesdosierung von 4 mg Buprenorphin entspricht** bei einem theoretischem Umrechnungsfaktor Buprenorphin : Morphin = 1 mg : 40 mg = **160 mg Morphin.** Da diese Mengen in der Regel bei den meisten Patienten mit ossären Metastasierungen schnell erreicht werden, sollte also auch in Abhängigkeit der Tumorentität eine Auswahl der Opioidanalgetika erfolgen. Die Obstipationsneigung unter Buprenorphin soll geringer sein als unter Morphin. Bei bestehenden **Niereninsuffizienz** muß **Buprenorphin** im Gegensatz zu Morphin **nicht reduziert werden**[1], da es hauptsächlich über die Faeces ausgeschieden wird. Aufgrund seiner hohen Rezeptoraffinität ist es mit einem spezifischen Mμ-Rezeptor-Antagonisten **kaum antagonisierbar** (S.65). Bei der Umstellung von Buprenorphin zu Morphin ist der Näherungswert von 1:25 -1:40 realistisch:

1 Tablette Buprenorphin **0,2 mg** entspricht ca. **10 mg Morphin oral,**

1 Ampulle Buprenorphin **0,3 mg** entspricht ca. **15 mg Morphin intravenös.**

---
[1] Aus W. Büchle (Hrsg.): „Arzneimitteldosierung bei Niereninsuffizienz" Janssen-Cilag, Ortho Biotech. 3. Auflage

Übersicht der stark wirksamen Opioide – Stufe III

Buprenorphin-TTS (Transtec®)

Der Inhaltsstoff Buprenorphin ist ein Partialagonist am µ-Opioidrezeptor und ein Antagonist am k-Rezeptor. Nach Applikation von Transtec wird Buprenorphin über die Haut aufgenommen. Die kontinuierliche Abgabe von Buprenorphin in den Kreislauf erfolgt durch kontrollierte Freisetzung aus dem anhaftenden Polymer-Matrixsystem. Dadurch werden konstante Konzentrationen des Wirkstoffs erreicht. Buprenorphin wird zu 96% an Plasmaproteine gebunden und passiert sowohl die Blut-Hirnschranke als auch die Plazentaschranke. Es wird in der Leber zu Norbuprenorphin (Agonist) desalkyliert und zu Buprenorphin-3-Glucoronidid konjugiert. Zirka 60% der Substanz werden unverändert mit den Fäzes und 1/3 unverändert oder dealkyliert über die Harnwege ausgeschieden. Nach Entfernen des Pflasters fielen die Buprenorphin-Plasmakonzentrationen mit einer Eliminationshalbwertszeit von etwa 30 h (im Mittel 25-36 Stunden) kontinuierlich ab. Die kontinuierliche Absorption von Buprenorphin aus dem Hautdepot führt zu einer langsameren Elimination als nach intravenöser Gabe. Die **Kinetik** von Buprenorphin ist bei Patienten mit einer **Niereninsuffizienz nicht verändert** und unterliegt damit keiner Anwendungsbeschränkung. Eine Dosisanpassung ist nicht notwendig.[2] Die Intensität und Dauer der Wirkung kann bei Patienten mit **Leberfunktionsstörungen erhöht sein**. Daher sollten solche Patienten unter Transtec einer genauen Kontrolle unterliegen. Die maximalen *konstanten* Wirkspiegel sind nach ca. 3 Klebephasen (9 Tage) erreicht. Die Wirksubstanz ist in die Klebematrix eingearbeitet. Beim Wechsel anderer Opioide auf Buprenorphin TTS kann die Anflutungsphase problematisch sein. Aufgrund der Pharmakodynamik an verschiedenen Opioidrezeptoren kann es zu einer Überlappung eines Agonisten mit dem Teilantagonisten Buprenorphin und zur Aufhebung der analgetischen Wirkung kommen. Transtec besitzt gute Klebeeigenschaften, was das Entfernen manchmal problematisch macht. Bei Pflasterallergien ist dieses System nicht anzuwenden.

Dosistitrierung:

Bevor eine Einstellung auf Transtec erfolgt, muss sichergestellt sein, dass es sich um einen opioidnaiven Schmerz handelt. Eine Primäreinstellung auf das transdermale System hat nur dann zu erfolgen, wenn klare Indikationen bestehen (S.68) Eine Einstellung kann mit Buprenorphin-Tabletten s.l. erfolgen. Nach einer **stabilen Einstellung auf mind. 4x 0,2mg Buprenorphin** kann mit der letzten Buprenorphingabe zeitgleich das kleinste Pflaster 35 µg/h geklebt werden, während die weitere Gabe von Buprenorphin 4 h später unbedingt erfolgen muss, da effektive Wirkspiegel frühestens nach 8 h erreicht werden. Umstellungen von Morphin oder anderen Opioiden auf Transtec sind möglich, wobei direkte Umrechnungsfaktoren von Morphin auf Buprenorphin-TTS nicht ausreichend evaluiert wurden. Vom Hersteller werden folgende Angaben gemacht: MTD = (Mittlere Tagesdosis) **Transtec 35 µg/h** = MTD Morphin oral 30-60mg, **Transtec 52,5 µg/h** = MTD Morphin oral 90 mg, **Transtec 70 µg/h** = MTD Morphin oral >120 mg. Die vom Hersteller gemachten Angaben, das Patienten, die vorher kein Opioid bekommen haben ebenso mit dem kleinsten Pflaster einzustellen sind wie diejenigen, die „geringe" Schmerzen haben, sind zu hinterfragen, denn **grundsätzlich muss am Schmerz titriert werden, bevor ein Pflaster geklebt wird**. Persönliche Erfahrungen bestehen bei Patienten mit gastrointestinalen Tumoren. Hierbei konnte eine gute und vor allem stabile Schmerzeinstellung erfolgen. Ebenso bei Patienten mit einer chronischen Pankreatitis.

Dosierungen: 20/30/40mg Buprenorphin alle 3Tage => 35µg/52,5µg/70µg/ h.

[1] [2] Aus W. Büchle (Hrsg.): „Arzneimitteldosierung bei Niereninsuffizienz" Janssen-Cilag. Ortho Biotech. 3. Auflage.

Übersicht der stark wirksamen Opioide – Stufe III

Bei einer **Buprenorphin-Überdosierung** ist Naloxon nur bedingt geeignet, und nur in hohen Dosierungen (5-10 mg). Um einem Entzug vorzubeugen, immer Buprenorphin s.l.-Tbl mit verordnen, falls die Klebedauer von 72 h überschritten wurde

Alle Patienten müssen darauf aufmerksam gemacht werden, dass Kontakte der Pflasterstelle mit direkten äußeren Wärmequellen (Wärmewickel, elektrische Heizdecken, heizbare Wasserbetten, Hitzelampen, Wärmeflaschen, Sauna, heiße Whirlpool-Bäder usw.) unbedingt zu vermeiden sind. Das Pflaster sollte nicht einer intensiven Sonnenbestrahlung ausgesetzt werden. Nach Entfernen des Pflasters nehmen die Buprenorphin-Spiegel über einen Zeitraum von 30 Stunden kontinuierlich ab.

Morphin s.c. i.v. (mg/d)	10	20	30	40	50	60	70	80
Morphin oral (mg/d)	30-40	60-80	90-120	120-160	150-200	280-240	210-280	240-320
Buprenorphin TTS (µ/h)	17	35	50	67	84	100	117	134
Buprenorphin s.l. (m/d)	0,4	0,8	1,2	1,6	2	2,4	2,8	3,2
Fentanyl TTs i.v. (µ/h)	19	37,5	57	75	94	112,5	131	150

Umrechnungsfaktoren für Buprenorphin-TTS und Fentanyl-TTS nach Angaben der Firma Grünenthal, Aachen

Fentanyl-TTS (Durogesic SMAT®) Synthetisches Alkaloid **Fentanyl** (Fentanyl-Janssen®)

Fentanyl	Fentanyl Janssen®
Sufentanil,	Sufenta®
Alfentanil	Rapifen®
Remifentanil	Ultiva®

Zusammenfassung

Fentanyl, Sufentanil, Alfentanil und Remifentanil: stark und kurz wirksame Mµ-Agonisten. Schnelle Verteilung ins ZNS (sehr lipophil), dadurch schneller Wirkungseintritt. Starke Atemdepression. Können Thoraxrigidität verursachen bei versehentlich schneller intravenöser Gabe. Einsatz zur Narkose und Analgosedierung auf der Intensivstation.
Sufentanil länger und stärker wirksam als Fentanyl. **Alfentanil** schwächer und kürzer.
Remifentanil wird im Gegensatz zu allen anderen Opioiden nicht in der Leber sondern durch unspezifische Esterasen im Blut gespalten und damit inaktiviert. Die Wirkungsdauer ist sehr kurz, d.h. bei Abstellen der Infusion endet der Effekt. Einsatz nur zu Narkoszwecken, ev. bei massivsten Tumorschmerzen.
Fentanyl eignet sich bei Tumorpatienten zur intravenösen und intrathekalen Opioidtherapie wenn eine Morphinresistenz angenommen wird. Bei täglichen Morphindosierungen von > 20 mg intrathekal können Dosierungen von 0,3 - 0,5 mg / die notwendig sein: 0,01 - 0,02 mg / h. Gegenüber Sufentanil ist Fentanyl ca. 10x schwächer und entsprechend zu dosieren. Bei hoher Dosierung von 50–100 µg/kg langsam i.v. wird sukzessive Analgesie, zentrale Sedation bis Bewußtlosigkeit sowie ein partieller antinozizeptiver Schutz erreicht.

Fentanyl ist im Gegensatz zum Morphin eine stark lipophile Substanz, dessen Vorteil in der transdermalen Applikation liegt. Die peridurale/intrathekale Applikation ist nicht effektiver als die intravenöse Gabe (S.70). Die Wirkstärke beträgt das 100fache des Morphin bei der Erstappliakation. Bei *späterer Anwendung (Opioidrotating) ist* die Äquivalenzmenge geringer *(60-70fache statt 100fache Wirkstärke vom Morphin)*.

Fentanyl-TTS (Durogesic SMAT®) Synthetisches Alkaloid

Als Transdermalsystem wird der synthetische Agonist kontinuierlich über die Haut abgegeben. Als sicherer Ort der Applikation hat sich die vordere Thoraxwand und obere Schulterappertur erwiesen. Je nach Pflastergröße erfolgen Freisetzungen von 12,5, 25, 50, 75 oder 100 µg Fentanyl pro Stunde für 3 Tage. Die Resorptionsverhältnisse können bei feuchter Haut erheblich variieren, so dass eine Titration des Schmerzes erfolgen muss. Die Äquivalenzbeziehungen zum Morphin werden auf S. 70 beschrieben. Nicht selten ist, dass nach längerer Klebedauer das Pflaster alle 2 Tage gewechselt werden muss. Beim Fentanyl TTS hat sich gezeigt, dass etwa ein Drittel der Patienten schneller resorbiert und alle 48 Stunden ein neues Pflaster benötigt, um Wirkungseinbrüche zu vermeiden.

Übersicht der stark wirksamen Opioide – Stufe III

Als Zusatzmedikation wird Morphin (z.B. Sevredol®) empfohlen. Grundsätzlich muss vor dem Kleben eine Schmerztitration erfolgen, um einen opioidsensitiven Schmerz zu dokumentieren. Wenn sicher ist, dass die orale Tagesdosis von Morphin 20-30 mg beträgt, kann ein 12,5 µg/h Pflaster (0,3 mg/die) geklebt werden.

Es handelt sich hier nicht um ein Trostpflaster sondern um ein potentes Opioid mit einer sehr guten analgetischen Wirkung, mit klaren Indikationen und opioidspezifischen Nebenwirkungen.

Daher zielgerichtet und nach entsprechender Indikation einsetzen (S.68). Das System ist sehr träge und somit nicht zur Behandlung akuter Schmerzen geeignet.

Was sollte beachtet werden:
- ☞ Vor dem Aufkleben des Pflasters Haut nur mit Seife und Wasser reinigen, keinesfalls mit alkoholischen Desinfektionsmitteln
- ☞ Nicht nass rasieren
- ☞ Bei Rötung der Haut muss das Pflaster nicht entfernt werden
- ☞ Bei Juckreiz Pflaster entfernen
- ☞ Klebestelle nicht einer direkten Wärmezufuhr aussetzen (Sonnenstudio, Sauna, Heizkissen)

Dosierung / Umrechnung:

Nach entsprechender Dosisfindung (Umrechnung Morphin : Fentanyl v.v.). Die geringste Menge beträgt 12,5 µ/h = 0,3 mg / 24 h Fentanyl = 0,5 mg Morphin i.v./ s.c. Morphin. Bei der Umrechnung gilt, dass eine intravenöse Fentanyldosis von 24 h der transdermalen Dosis pro 24 Stunden gleich ist: **100 µg/h Fentanyl / h = 4 mg Morphin i.v./ h**.

<u>Dosisfindung bei vorheriger Morphin-Therapie</u>: Orale Morphindosis (mg/24 h) : 100 = Fentanyl / 24 h (mg) Beispiel: 100 mg Morphin oral / 24 h = 1,0 mg Fentanyl = Durogesic-Pflaster von 50 µg/h.

<u>Dosisfindung bei vorheriger intravenöser Fentanyltherapie</u>: Bei einer PCA-Therapie Bolus: 50 µg ro Bolus. Sperrzeit 10 Min. Max. 250 µg Fentanyl /h. Errechnete Menge pro 24 h entspricht der transdermalen Dosis. Beispiel: Tagesverbrauch 2400 µg Fentanyl i.v. = 100 µg/h (Durogesic 100µg-Pflaster)

Grundsätzlich beziehen sich Äquivalenzdosierungen auf die intramuskuläre Applikation. Die transdermale Gabe lässt wegen nicht vorhersehbarer Resorptionsbedingungen der Haut eine direkte Rückrechnung nicht zu. Daher muss bei jeder Neueinstellung eine geringere Dosierung als errechnet zugrunde gelegt werden

---

Folgende Substanzen sind nur bedingt sinnvoll in der Tumorschmerztherapie, da sie nur in die Hände eines Anästhesisten gehören, da diese primär im operativen Bereich eingesetzt werden und bis auf Sufenta der kontinuierlichen Überwachung bedürfen. Im Rahmen der Behandlung extremer neuropathischer Schmerzen als Referenzsubstanz anzuwenden, wobei klinische Erfahrungen nur in Form von Fallbeschreibungen existieren.

Alfentanil

1000 µg (i.v.) entsprechen ungefähr Fentanyl: 100 µg (i.v.), Sufentanil: 10 µg (i.v.) Applikation: i.m., s.c., i.v., rückenmarknahe Alfentanil induziert eine spinale Analgesie möglicherweise aber über vorzügliche systemische Wirkung Bei epiduraler Anwendung von Alfentanil ist eine Redistribution aus dem Epiduralraum in den systemischen Kreislauf relevant. Die epidurale Gabe von Alfentanil bringt im Vergleich zur i.v.-Injektion keine Vorteile

Remifentanil

Die Potenz von Remifentanil entspricht derjenigen von Fentanyl. Ca. 20x höher als Alfentanil. Die Ampullenlösungen enthalten in der Regel 15 mg Glyzin pro Stechampulle. Eine rückenmarknahe Anwendung ist nicht ratsam, da Glyzin ein Neurotransmitter ist.

Sufentanil

Sufentanil ist ein Fentanylabkömmling. Potenzvergleich bei i.v.-Gabe: Morphin 1: Sufentanil 4500. Sufentanil ist ca. 10 x potenter als Fentanyl. ED: 0,01–0,02–0,05 mg i.v.; (Erwachsener = 10–50 µg) ED 0,05 mg bei epiduraler Anwendung. Verdünnt in 10 ml Kochsalzlösung. Wirkungsanschlag innerhalb von 5 min, max. Wirkstärke nach 10 min, Wirkungsdauer ca. 4–6 h)

Bei „therapieresistenten" Karzinomschmerzen wurde mit epiduraler Sufentanilgabe wie folgt behandelt: Loadingdose 30–50 µg in 10 ml NaCl 0,9%; danach über das Portsystem lumbal kontinuierlich über 24 h um 400 µg bzw. 250 µg zervical während durchschnittlich 90 Tagen (7– 400 Tage). 1 Patient zeigte eine ungenügende Analgesie bei pathologischem Epidurogramm (ungenügende Kontrastdarstellung wegen Metastaseninvasion) Boersma et al. 1990.

L-Methadon: Levomethadon (L-Polamidon®) Synthetisches Alkaloid

Zusammenfassung

Linksdrehendes Isomer des Methadon: Applikation p.o., geringere Sedierung und Euphorie als Morphin, sonst ähnliche Wirkungen, fast 90%ige Bioverfügbarkeit bei wiederholter Gabe lange t1/2 (1-2 Tage), Wirkungsdauer ca. 8h. Bei wiederholter Gabe kumulative Effekte möglich. Keine wesentlichen Veränderungen der Pharmakokinetik bei Nieren - oder Leberinsuffizienz. Hohe Lipophilie, max. Plasmakonzentration ca. 4-4,5 h. Metabolisierung zu <u>inaktiven Metaboliten.</u> **In den USA wird das Racemat Methadon eingesetzt. In Deutschland überwiegend das doppelt so strak wirksame Levomethadon: L-Polamidon.**

> ☞ CAVE: Berücksichtigen, dass es sich hier nur um das Linksisomer handelt und nicht um das Racemat Methadon, einem Gemisch aus links- und rechtsdrehendem Isomer. In der englischsprachigen Literatur ist meistens das Racemat gemeint. Daher sind die **Werte immer zu halbieren**. In Deutschland wird meistens das Linksisomer Levomethadon eingesetzt, dessen Wirkstärke doppelt so hoch ist wie das des Racemates.
> **Racemat: L-Methadon** (Levomethadon) **= 1: 2**
> ☞ 10 mg Levomethadon **i.m.** = 20 mg Levomethadon **p.o.**
> ☞ 10 mg Morphin **i.m.** = 5 mg Levomethadon **i.m.**

Als linksdrehendes Isomer des Methadons ist **Levomethadon ca. 3-4 mal stärker wirksam als Morphin**. Gegenüber Morphin ist es weniger sedierend. Die orale Bioverfügbarkeit ist mit ca. 90 % sehr hoch. L-**Methadon ist ca. 2mal stärker wirksam als Methadon (s.o.).** Es weist erhebliche Schwankungen in der HWZ (24-48h) auf, wenngleich

Übersicht der stark wirksamen Opioide – Stufe III

die Wirkdauer der Analgesie bis zu 12 Stunden betragen kann. Dadurch ist die *Kumulationsgefahr erhöht*. Die Bioverfügbarkeit ist bei Tumorpatienten niedriger als bei nichtmalignen Schmerzen, bei denen das Alpha-1-Glycoprotein erhöht ist.
L-Polamidon liegt als Tropfflasche a 100 mg in 20 ml vor: **1 ml = 20 Gtt = 5 mg**. Als 1 ml Ampullen (L-Polamidon Hoechst als 2,5 mg und 5,0 mg-Ampulle)
Dosierung: Neueinstellung: Anfangsdosis wird höher gewählt: **1.- 3 Tag** 4 - 6 x 5 - 10 mg/die, **3. - 5. Tag** 2 - 3 x/die 5 - 10 mg, ab dem **6. Tag** 1/die. Die Durchschnittdosierung beträgt 3 x 10 mg pro Tag. Die Primäreinstellung eines Tumorpatienten mit Levomethadon nach obiger Vorgehensweise hat sich als unproblematisch erwiesen, dennoch können erhebliche Kumulationen insbesondere bei älteren Menschen aufgrund der physiologisch verminderten Konzentrationsmechanismen der Niere auftreten. Es fehlen immer noch kontrollierte und retrospektive Studien für die Dauertherapie. Einzelbeobachtungen beschreiben gute Erfolge bei neuropathischen Schmerzen wenn es als Primärsubstanz eingesetzt wurde. Es gilt als Mittel der Wahl bei der Opioidrotation.

Vorgehensweise bei der Umstellung von Morphin auf L-Polamidon n. Bruera, Ripamonti*

1. Überlappend: Dosierung jeweils auf 3 Dosen pro Tag verteilen.
Nach Bruera: Bei Tagesdosierungen von ca. 400-500 mg Morphin oral: 10 % der täglichen Morphindosis werden als Grundlage für die L-Methadongabe zugrunde gelegt:

Beispiel: Tagesdosierung Morphin = 500 mg. Davon 10 % = 50 mg Methadon (hier 25 mg L-Methadon)

Tag 1	75 % Morphin	25 % Methadon (hier L-Methadon)
Beispiel:	*375 mg Morhin*	12,5 mg Methadon *(hier 6 mg L-Methadon)*
Tag 2	50 % Morphin	50 % Methadon (hier L-Methadon)
Beispiel:	*250 mg Morhin*	25 mg Methadon *(hier 12,5 mg L-Methadon)*
Tag 3	25 % Morphin	75 % Methadon (hier L-Methadon)
Beispiel:	*125 mg Morhin*	37,5 mg Methadon *(hier 18,5 mg L-Methadon)*
Tag 4	kein Morphin	100 % Methadon (hier L-Methadon)
Beispiel:	*0 mg Morhin*	50 mg Methadon *(hier 25 mg L-Methadon)*

Tab.1: Übergang von Morphin zu L-Polamidon

2. Sofortiger Übergang von Morphin zu Methadon (hier L-Methadon) mod. N. Ripamonti*:

Tagesdosierung Morphin < 300 mg ☞ *Beispiel: 240 mg*	Tagesdosierung Morphin > 300 mg ☞ *Beispiel: 540 mg*
Morphin : Methadon (hier L-Methadon) Umrechnung im Verhältnis 4 : 1 Tagesdosis aufgeteilt auf 3 Einzelgaben ☞ *Beispiel: 3 x 10 mg* Ev. ab 4. Tag Umstellung auf eine 2malige Dosis Zusatzdosis (b. Bedarf: 15 % der Tagesdosis Methadon max. 3 x / 24 h) ☞ *Beispiel: max. 3 x 1 mg*	Morphin : Methadon (hier L-Methadon) Umrechnung im Verhältnis 6 : 1 Tagesdosis aufgeteilt auf 3 Einzelgaben ☞ *Beispiel: 3 x 15 mg* Ev. ab 4. Tag Umstellung auf eine 2malige Dosis Zusatzdosis (b. Bedarf: 15 % der Tagesdosis Methadon max. 3 x / 24 h) ☞ *Beispiel: 3 x 2,5 mg*

Tab.2: Schneller Übergang von Morphin zu L-Polamidon

Übersicht der stark wirksamen Opioide – Stufe III

* Originaltext: Beim **Umstellen von Morphin (oral) auf Methadon (oral)** nach chronischer Morphingabe ist die für einen equianalgetischen Effekt erforderliche Methadondosis **abhängig von der vorherigen Morphindosis:** Morphindosis 30 - 90mg/d = Morphin im Verhältnis 4:1 durch Methadon ersetzen (d.h. 40 mg Morphin entsprechen 10 mg Methadon). Morphindosis 90 - 300 mg/d = Morphin im Verhältnis 8:1 durch Methadon ersetzen (d.h. 100 mg Morphin entsprechen 12,5 mg Methadon). Morphindosis >300mg/d Morphin im Verhältnis 12:1 durch Methadon ersetzen (d.h. **360 mg Morphin entsprechen 30 mg Methadon**). Wegen der unterschiedlichen Halbwertszeiten soll die Morphingabe über drei Tage abgebaut werden, d.h. jeden Tag Dosis um 30% reduzieren;
(Ripamonti C. et al. J Clin Oncol, 1998; 16: 3216).

CAVE: Methadon : L-Polamidon = 1 : 2. Methadon 1 mg entsprechen ca. 0,5 mg L-Polamidon. Polamidon ist doppelt so stark wirksam

Interaktionen wichtiger Medikamente mit Methadon*

Da hauptsächlich L-Polamidon über die Cytochromoxydase P 450 abgebaut wird (s.Tabelle 3) und in der Leber diese Substanz mit anderen Substanzen konkurriert muss ggf. eine Dosisanpassung (Tabelle 4) erfolgen. Für Morphin, Buprenorphin, Heroin, Oxycodon und Hydromorphon sind keine Zahlen bekannt.

Überwiegend unabhängig von Cytochrom P-450	Überwiegend über Isoenzyme des Cytochrom P-450
Heroin	L-Methadon
DHC	D/L-Methadon
Morphin Buprenorphin	

Tabelle 3: Abbauwege der verschiedenen Opioide

Erkrankung	Medikament	Dosisanpassung Methadon (Prozent der Ausgangsdosis)
Tbc	Rifampicin	+ 100 - 150 %
atypische Mykobakteriose	Rifabutin	+ 20 - 30 %
Krampfleiden	Antiepileptika	+ 10 - 40 %
	Barbiturate	+ 20 - 50 %
HIV	Nelfinavir	+ 20 - 30 %
HIV	Nevirapine	+ 20 - 30 %
HIV	Efavirenz	+ 20 - 30 %
HIV	Ritonavir	- 10 - 50 %
HIV	Indinavir	- 10 - 30 %
HIV	Delavirdine	- 10 - 20 %
HIV	Saquinavir	- 5 - 10 %
Systemmykosen	Antimykotika	- 10 - 30 %
Depression	SSRI	- 10 - 30 %

Tab.4: Dosisanpassung

*André Seidenberg & Ueli Honegger: Methadon, Heroin und andere Opioide - Medizinisches Manual für die ambulante opioidgestützte Behandlung, Verlag Hans Huber Bern, 1998, ISBN3-456-82908-6.

Übersicht der stark wirksamen Opioide – Stufe III

Cannabis – Marihuana Dronabiol, (Marinol®)

Zusammenfassung:

Dronabiol: Freiname für das natürliche Stereoisomer 9-THC, ein oral aktives Cannabinoid, zeigt in der klinischen Forschung viele Indikationen, z.B. Appetitsteigerung, Antiemese, Reduzierung von Krämpfen bei MS und Querschnitt-Erkrankten, Analgesie (z.B. Migräne), Glaukom u.a.. Dronabiol gibt es als (teures) Fertigmedikament (Marinol) oder als Rezeptursubstanz zur Herstellung von Tropfen (in Öl oder Alkohol) oder Hartgelatinekapseln. Bioverfügbarkeit nur 5-10 %, hoher First-Pass-Effekt. Wirkbeginn 30-60 Min., Max. 2-3 h. 95 % über Leber metabolisiert. Ausscheidung 66 % renal, 33% fäkal. HWZ ca. 30 h.

Seit 1998 ist das Cannabinoid Dronabinol verordnungsfähig. Indikationen wurden in der BtMVV nicht festgelegt. Darüber hinaus wirkt es muskelrelaxierend, euphorisierend und appetitanregend. Als Antiemetikum ist der Einsatz sinnvoll, wenn andere, antimethisch wirksame Substanzen (z.B. Dexamethason) nicht wirksam sind. Cannabis hat eine hervorragende Wirkung beim **Erbrechen infolge cerebraler Metastasen bei tumorbedingtem Erbrechen.** Ein weiterer Vorteil liegt in der **gesteigerten Appetitanregung** mit **rascher Gewichtszunahme. Spasmen und depressive Zustände** werden bei Tumorpatienten deutlich **reduziert. Als Analgetikum ist es nicht besser wirksam als Morphin. Die Effizienz der Wirkung ist aber nicht vorhersehbar**

THC ist unter dem Namen Dronabiol erhältlich. Dronabiol-Kapseln können in unterschiedlichen Wirkstärken bezogen werden. Zu Beginn ist die Einstellung mit 2 x 2,5 mg sinnvoll. Dronabiol wird von einer Frankfurter Apotheke in Kapselform verarbeitet zu 2,5 und 5 mg Kapseln. Die Firma Delta-9-Parma stellt ein Set zur Verfügung, das die pulverisierte Grundsubstanz beinhaltet und in eine zu erwärmende ölige Lösung gegeben wird, denn nur das erwärmte THC ist aktiv wirksam. 1 Tropfen enthält 0,8 mg Dronabinol.

Therapiebeginn mit 2 x 3 Tropfen = 2 x 2,5 mg. Marinol® kann in Kapselform von jeder Apotheke bezogen werden, die dieses Medikament aus den USA beziehen muss.

Marinol: 2,5 mg, 5 mg
Dronabiol-Kapseln 2,5, 5 und 10 mg
Dronabinol-Lösung: 250 mg in 10 ml = 2,5 %ige Lösung. Es werden unterschiedliche Konzentrationen bereitgestellt.

Übersicht der stark wirksamen Opioide – Stufe III

Schmerztherapie bei Heroinabhängigen

Synonyme: Heroin, AAA, Acht, Aetsch, AIP, airplane, atike, Ballot, Berliner, Braunes, ca-ca, cactus, dagga, dama blanca, Damameso, Diacetylmorphin, Diamorphin, eighty-two, Elefant, elephant tranquilizer, Gift, H, H 4, H-Tinke, H-Tinktur, Huatari, Hund, jink, jive, jive doojee, Jolly, jolly babies / beans, joy flakes, joy powder, joy weed, Juanita, Jude, Material, mayo, mojo, mole, mollies, Mondgestein, monkie, piece, pure, pure love, rock and roll, rock(s), rocket fuel, rocks, rojita, roksten, root, roots, rope, salt, salt and pepper, Sandoz's, sandstone, Santa Maria gold / red, schmack, schmeck, schmecker, Schore, Shore, sweet stuff, sweet tea, türkischer Honig, Wasser, white dragon pearl, white drug, white girl, white goddess, white horse, white junk, white lady, white lightning, white merchandise, white mosquitoest

---

1. Berechnung der Substitutionsmenge:

Äquvalenzdosierungen variieren erheblich. Daher nur Näherungswerte !!
Nur mit MORPHIN oder L-METHADON substituieren
100 mg Heroin i.v. = 16 mg L-Methadon = ca.80 mg Morphin
Die Wirkung von 100 mg Heroin i.v. = ca. 100 mg Morphin oral (Näherungswert)
2. Zu der berechneten Substitutionsmenge wird dann Morphin zur Schmerzbehandlung eingesetzt

---

Heroin ist pharmakologisch etwa doppelt so stark wirksam wie Morphin

Niemals einem Heroinabhängigen Fortral® spritzen, da Pentazozin am Mµ-Rezeptor antagonistisch wirkt = Entzug

Aus pharmakokinetischen und pharmakodynamischen Überlegungen heraus können die verschiedenen Opioide und Opioideffekte nicht durch einfache Angaben von Äquivalenzdosen umgerechnet werden. Halbwertzeiten, Toleranzentwicklungen, intrinsische Aktivitätsunterschiede und möglicherweise nichtlinear unterschiedliche Dosis-Effektbeziehungen bezüglich Euphorie und Analgesie komplizieren die klinische Realität. Morphinretard scheint zur Schmerzlinderung bei substituierten Opioidabhängigen mit Schmerzen jeder Genese besser geeignet als Methadon. Bei chronischen Schmerzzuständen müssen Methadonpatienten möglicherweise auf Opioide mit kürzerer Eliminationshalbwertszeit wie Morphin oder Heroin umgestellt werden. Eine schlüssige pharmakologische Erklärung für diese Effekte fehlt.

Tabelle 5: Umrechnungsfaktoren beim Umstellen von einem auf das andere Opioid in Abhängigkeit vom Applikationsweg.

Umstellung von ➞ auf entspricht Faktor x Substanz 1 = Menge Substanz 2

Heroin i.v ➞ Methadon p.o	entspricht	0,15 x Heroin	Methadon p.o
Methadon p.o ➞ Heroin i.v	entspricht	6.6 x Methadon	Heroin i.v
Heroin i.v. ➞ Morphin p.o	entspricht	1.01 x Heroin i.v.	Morphin p.o
Morphin p.o ➞ Heroin i.v.	entspricht	0.76 x Morphin p.o	Heroin i.v.

Übersicht der stark wirksamen Opioide – Stufe II / III

Nicht retardiert – Substanzen: i.v[A], s.c[B], oral[C]

Substanz	Applikationsweg Wirkstärken in **mg**/ Lösungsmenge (ml)	Dosierung mg/kgKG Primär nach Wirkung. **WD**: Wirkdauer	Dosisäquivalenz [1]10 mg Morphin i.m. entsprechen der **Wirkung von**	Analgetische Potenz	Besonderes
Tramundin [A,B,C] Tramadol®	**50** (1 ml) **100** (2 ml)	Initial 0,02 mg/kg Kont. 0,1 mg/kg/h **WD: 3-4 h**	80-100 mg i.v	0,1	Sedierend, post-OP: StandardAnalgetikum Starke Emesis
Piritramid[3] [A,B] Dipidolor®	**15** (2ml)	Init. 0,05-0,1 mg/kg Kont. 0,1 mg/kg/h **WD: 2-3 h**	10-15 mg i.m 6-9 mg i.v..	0,7x	Sedierend, post-OP: StandardAnalgetikum
Pethidin [A,B] Dolantin®	**50** (1ml) **100** (2ml)	0,5-1,5 mg/kg Tagesdosis: max. 500 mg **WD 2-3 h**	50-100 mg i.v.	0,1-0,2x	Cave: MAO-Hemmer! Post-OP bei shivering".
Pentazocin [A,B] Fortral®	**30** (1ml)	0,3-0,5 mg/kg **WD: 2-3 h**	30 mg i.v.	0,3 x	Cave: pulmonale Hypertonie Part.Opiatagonist. Nicht mischen!
Morphinsulfat (MSI® Mundipharma) [A,B]	**10 u. 20** (1ml), **100** (5ml), **200** (10ml)	0,05 – 0,1 mg /kg **WD: 3-4 h** Kont. 5-10 mg/h Dosierung nur in der Tumorschmerztherapie	10 mg i.v.	1x	Nicht primär zur **post-Op-Analgesie**: Dos.: 0,02 mg/Kg/KG initial, kont.0,08 mg/kg/h
Morphin-HCl [A,B,C] Morphin Merck®	**10 u. 20** (1ml)	0,05 – 0,1 mg /kg **WD: 3-4 h** Kont. 5-10 mg/h	10 mg i.v.	1	s.o.
Buprenorphin-HCl Temgesic®	**0,3** (1ml)	0,005 mg/kg kont. n.K. **WD 6-8 h.** s.l. **WD 4-6 h.** i.v.	0,3 mg i.v.	25-30x	Part. Agonist-Antag. Antagonisierung nur mit Doxapram möglich
Hydromorphon Dilaudid® [A,B]	**2** (1ml) schwach" **4** (1ml) stark"+ Atropin	Init. 0,01-0,02 mg/kg Kont.: n.K. **WD: 3-4 h.**	2-3 mg 4 mg oral	5x (oral:7,5x)	Cave: mit Atropinzusatz: 2: 0,3mg / 4: 0,5 mg
Levomethadon HCl L-Polamidon®	**2,5** (1ml) Ampulle **10** (2ml) Gtt oral **100** (20 ml) Gtt oral	init. oral 2,5 –7,5 mg init. i.v 2,5 mg. kont. N.K. **WD: 4-12 h**	5 mg i.v. 10 mg p.o.	2-4x	Linksdrehendes Isomer des Methadon
Fentanyl-dihydrogencitrat Fentanyl®	**0,1** (2ml) **0,5** (10ml) **0,25** (5ml) **2,5** (50 ml)	**EPIDURAL:** init: 0,003 mg/kg kont:0,001-0,004 mg/kg/h **WD: ca. 30 Min.**	0,05 - 0,1 mg i.v.	ca. 100x	Dosierung nur unter Überwachungsmöglichkeit: intra/post-Op
Alfentanil-HCl Rapifen®	**1** (2ml) **5** (10ml)	**EPIDURAL:** init:0,015mg/kg kont:0,06mg/ kg/h **WD: 10 Min.**	0,2 mg i.v.	ca. 40-50x	Dosierung nur unter Überwachungsmöglichkeit: intra/post-Op
Sufentanilcitrat Sufenta®	Suf.Epidural: 10yg(2ml Suf.Mite10: 50yg(10ml Sufenta: 250 yg (5 ml)	**EPIDURAL:** Init: 0,0003-0,0008 mg/kG Kont.0,0005 m/kg/h **WD: 10 Min.**	0,01 mg i.v.	ca. 1000x	Dosierung nur unter Überwachungsmöglichkeit: intra/post-Op
Remifentanil-HCl Ultiva®	**1** (3ml) **2** (5 ml) **5** (10ml)	**Kein Bolus !!!** kontinuierlich: 0,1-0,5µg/ kg/min	0,1 mg i.v.	ca. 100x	Dosierung nur unter Überwachungsmöglichkeit: intra/post-Op

Erläuterungen:

1) Die Morphinäquivalenzdosis ist definitionsgemäß die fiktive Dosis eines Opioids in **mg intramuskulär** gegeben, die 1 mg Morphin entspricht. Oral verabreicht variieren die Äquivalenzdosen sehr stark.

2) Die analgetische Potenz bezieht sich auf die parenterale Verabreichung einer Einmaldosis. Diese Werte können nicht bzw. nur mit grösster Vorsicht auf eine dauerhafte Gabe bezogen werden, da die Potenz bei dauerhafter Gabe abnimmt!

3) Bei der kontinuierichen Gabe muß grundsätzlich eine Überwachung gewährleistet werden. Zur postoperativen Therapie bei Kindern ist nicht zu empfehlen.

Übersicht der stark wirksamen Opioide – Stufe III – enteral

Nicht retardierte Opioide: Dosierung in der Regel 4 – 6 x / die

Substanz	ApplikationsWeg / Wirkstärken in mg Ampullengrößen	Dosisäquivalenz[1] 10 mg Morphin i.m. entsprechen der **Wirkung** von	Analgetische Potenz	Wirkdauer Dosierung:	Besonderes
Morphin-HCl Morphin Merck® **Morphin**sulfat Sevredol®	0,5 % Gtt. 2% Gtt Tbl. 10/20 mg	**30 mg** **30 mg**	1x	2-4h 4-6 x 5-10 Gtt 2tägig steigern	Gtt 0,5%: 16 gtt.=1ml=5mg 2%: 16 gtt.=1ml=20mg Gtt/Tbl./Supp.: **Behandlung von Schmerzspitzen**
Morphinsulphat MSR Mundipharma	Supp. 10/20/30	**15 mg**	1x	2-4h 4-6 x 10 mg	
Buprenorphin-HCl Temgesic s.l.® Temgesics.l.forte®	Sublingual-Tbl. **0,4 mg (forte)**	**0,4-0,8 mg s.l.** **0,3-0,6 mg i.m.**	25-50x	6-8 h 3-4 x 0,2 mg	Verzögerter Wirkungsbeginn: 1h Cave: kaum antagonisier-bar! **Nicht mit anderen Opiaten kombinieren !**
Hydromorphon + Atropin Dilaudid®-Atropin	Supp. 4 mg (+Atr.0,5 mg)	**1-2 mg**	oral: 7,5x i.v./s.c. 5x	3-4 h 3-4 x /die. Nicht zur Titrierung gedacht	Ggf. für Schmerzspitzen bei Therapie mit Palladon®
Hydromorphon-Palladon® c	**1,3 mg Tbl.** **2,6 mg Tbl.**	3,9 mg ca 3 Kps ca 2 Kps	Oral:7,5 x	3-4 h	Z.B. zur Dosisfindung bei Palladon®
Levomethadon L-Polamidon®	Gtt: 1ml=20gtt.=5mg	**10 mg**	1.Tg 3-4 x 5 mg 2.Tag 2x5-10 mg	5-7 h (HWZ>22h) **Dosierung: max 1-2 x / die**[1]	In der Schmerztherapie 2.Wahl Kumulierende Effekte. **CAVE: Dosierung max 1-2 x / die**[1]

Retardprodukte: Dosierung: in der Regel 2 – (selten 3) x / die

Substanz	ApplikationsWeg	Dosisäquivalenz	Analgetische Potenz	Wirkdauer	Besonderes
Morphinsulfate MST Mundipharma	10/30/60/100/200mg	**30 mg**	1x	(8 -) 12 h	Retardtabletten nicht teilen oder zermörsern!
MST-**Retardgranulat**®	20/30/60/100/200mg	**30 mg**	1x	(8 -) 12 h	Granulat in Wasser auflösen Bei Schluckstörungen. Applikation über PEG möglich
Morphin-ratiopharm®	10/30/60/100	**30 mg**	1x	(8 -) 12 h	
M-dolor®	10/30/60/100	**30 mg**	1x	(8 -) 12 h	
M-beta®	10/30/60/100	**30 mg**	1x	(8 -) 12 h	
M-long®	Pellets (Kps.) 10/30/60/100 mg	**30 mg**	1x	(8 -) 12 h	Für PEG o. MS Kapsel öffn. Adapter benutzen! Pellets können in Joghurt o.ä. eingenommen werden, nur kurz in flüssiger Nahrung einweichen lassen (<15Min.)! In Kps. enthaltene Kügelchen (Pellets) nicht zermörsern!
Capros®	Pellets (Kps.) 10/30/60/100 mg		1x		
M-dolor®	Pellets (Kps.) 10/30/60/100 mg		1x		
MST Continus®	30/60/100/200 mg	**30 mg**	1x	(12) – 24 h **CAVE: Dosierung: 1-2 x 1 Kapsel**	Kps. kann geöffnet werden s.o.
Hydromorphon Palladon®	Retardkapsel 4/8/16/24 mg	**4-5 mg**	oral: 7,5x	12 h	Kapsel leicht zu öffnen! Bei Niereninsuffizienz 1.Wahl[2]
Oxycodon Oxygesic®	Retardtabl. 5/10/20/40/80 mg	**30 – 50 mg**	1,5-1,8x	8-12 h	Nicht teilen oder zermörsern! Bei Niereninsuffizienz 1.Wahl[2]
Fentanyl Pflaster Durogesic SMAT®	12,5/25/50/75/100 µg/h alle 3 Tage auf verschiedene Hautareale kleben	Max. Wirkung nach 12 h /24 h	ca. 100x	12,5 µg/h = 30 mg 25 µg/h = 60 mg 50 µg/h = 120 mg 75 µg/h = 180 mg 100 µg/h = 240 mg	Anhalten der Analgesie nach Entfernen des Pflasters ca 18h Morphin/d p.o.

1) Da die Wirkdauer erheblich von der Eliminationshalbwertzeit (22 - 75 h) abweicht, muss ein entsprechendes Dosisintervall eingehalten werden. **2)** da keine analgetisch wirksamen Metabolite

Übersicht der stark wirksamen Opioide – nicht retardiert

Substanz	Applikationsweg	Bioverfügbarkeit	Wirkeintritt bei oraler Gabe	Halbwertszeit	Metabolisierung und Elimination	Analgetische Potenz	Besonderes
Morphin MSI Mundipharma®	p.o., rektal, s.c., i.m., i.v.	20-40%	30 – 60 Min.	2– 4 h	vorwiegend hepatisch (v.a. Glukuronidierung), Metabolite z.T. pharmakologisch aktiv. E: renal	1	Agonist
Hydro-Morphon Dilaudid®	i.v.	62%	30 – 60 Min	2– 4 h	vorwiegend hepatisch (v.a. Glukuronidierung), Metabolite z.T. pharmakologisch aktiv E: renal	5-7,5**	Agonist
L-Methadon Levo-Methadon L-Polamidon®	p.o., s.c., i.m., i.v.	80%	30 Min.- 4h	22 h (> 48h)	E: Hepatisch u. 50% renal.	Einzeldosis 1, bei Dauergabe 4 xstärker**	Agonist Toleranzentwicklung weniger ausgeprägt als bei Morphin Cave hohe renale Rücksorption = lange HWZ
Buprenorphin Temgesic®	p.o. (sublingual) i.m., i.v	30%	30 – 60 Min 12 – 24 h	s.l. 3 – 5 h transdermal 25-30 h	hepatisch, (Glukuronidierung) E: 70% fäkal, 30% renal	25-30**	Partialagonist/Antagonist Anwendung höherer Dosen nicht dokumentiert (keine max. Tagesdosis definiert)

** Die analgetische Potenz bezieht sich auf die parenterale Verabreichung einer Einmaldosis. Diese Werte können nicht bzw. nur mit größter Vorsicht auf eine dauerhafte Gabe bezogen werden, da die Potenz bei dauerhafter Gabe abnimmt! (S. 54)

Um nach dem WHO-Schema der Stufe III eine möglichst schnelle Einstellung zu beginnen, kann, bevor mit retardierten Substanzen therapiert wird, zur Dosisfindung die orale Therapie mit Morphin-hydrochlorid oder -Sulfat-Lösung begonnen werden. Die Einzeldosis sollte zwischen 5 - 10 mg liegen. Wegen der EHWZ von 4 - 6 h muss die Applikation **mindestens** 4-mal erfolgen. Steht eine Morphinlösung nicht zur Verfügung, kann auch mit der Tablettenform gearbeitet werden (Sevredol®). Wird nach der Einzeldosis keine ausreichende Analgesie erreicht, ist die nächste Dosis höher zu wählen, z. B. 15 mg.
Die Titration kann nach Plan erfolgen. Eine feste, stabile Dosis ist erst nach 6-8 Halbwertzeiten zu erreichen. Ist die Dauer der Schmerzlinderung zu kurz, sollte bei 6maliger Applikation von Morphin die Einzeldosis erhöht werden.

Bei älteren Menschen primär mit der 4maligen Gabe beginnen. Mit berücksichtigen, dass zentralnervöse unerwünschte Nebenwirkungen durch gleichzeitig verabreichte dämpfende Substanzen verstärkt werden. **Die häufigste Abbruchquote findet in der Titrationsphase statt, weil nicht ausreichend über unerwünschte Wirkungen aufgeklärt wurde.**

Wenn unter diesen hier genannten Bedingungen ein Schmerz nicht (mehr) auf Opioide bzw. dieser erst auf Dosierungen anspricht, die nichttolerierbare Nebenwirkungen hervorrufen, muss, wenn eine adjuvante Therapie mitberücksichtigt wurde, von einer **verminderten Opioidsensibilität** ausgegangen werden. Dann ist entweder ein Opioidwechsel oder ein anderes, ev. invasives Vorgehen notwendig.

Wie beginne ich mit der Opioideinstellung ?

Schmerztitrierung mit Morphin

Morphin-Hydrochlorid 2% - oral
1 ml = 20 mg = 18 - 20 Gtt = 1 Gtt = 1 mg

1. Tag 4 x 5 Gtt   Morphin-HCl
2. Tag 4 x 5 - 8 Gtt Morphin-HC
3. Tag 4 x 8 Gtt   Morphin-HCl
4. Tag 6 x 5 - 8 Gtt Morphin-HCl

Alternativ kann, wenn die vorangegangene Menge nicht ausreichend war, die Dosis um 2-3 Gtt erhöht werden. Nach 6 – 8 HWZ hat sich eine Stabilisierung eingestellt, so daß ab dem 3. Tag bereits auf eine 5 – 6malige Gabe übergegangen werden. Wenn hierunter eine Stabilisierung einsetzt;:

Umstellung auf 2 x 20 mg – 30 mg MST

Morphin-Sulfat 2% - subcutan - intravenös

1 ml = 20 mg zur schnellen subcutanen oder intravenösen Titrierung

Subcutan*:
1. Tag Initialdosis 5-10 mg Morphin. Danach 2-5 mg Morphin/h. Bolusgaben von 3-5 mg ermöglichen.
2. Tag: Gesamtdosis von Tag 1+Gesamtbolusmenge.

* **Hierbei muß die kontinuierliche Überwachung möglich sein**

Intravenös*:
1. Tag: Initial 5 mg Morphin. Danach 2-3 mg Morphin/h. Bolusgaben von 3-5 mg ermöglichen
2. Tag: Gesamtdosis von Tag 1+Gesamtbolusmenge.

Alternativ: PCA: Nur Bolusgaben von 5 mg. Sperrzeit 15 Min. Max. 30 mg/h

Beispiel: Titrationsphase. Orale Einstellung mit Morphin-Tropfen

Beispiel:	8.00	12.00	16.00	20.00	24.00	4.00
1. Tag:	10 mg (keine Linderung)	15 mg (keine Linderung)	20 mg (geringe Linderung)	25 mg (gute Linderung)	25 mg (gute Linderung)	20 mg (gute Linderung)
2. Tag:	8.00 20 mg (geringe Linderung)		14.00 25 mg (gute Linderung)	20.00 25 mg (gute Linderung)		2.00 25 mg (gute Linderung)

Stabilisationsphase: Fortsetzung der Opioidtherapie

	8.00			20.00	
3. Tag	40 mg **MST**	ev. Zusatz*	ev. Zusatz*	40 mg **MST**	ev. Zusatz*

*Zusätzlich Morphin-HCL 10 mg bei Bedarf (Einzeldosis ca. 10-15% der Tagesdosis).

Schmerztitrierung mit Hydromorphon* *Persönliche Erfahrung

Schnelle Titrierung
1. Tag 4 x 2 - 4 Gtt = 4 x 1 - 2 mg
2. Tag 4 x 4 - 6 Gtt = 4 x 2 - 3 mg

Titrierung mit Hydromorphon:
Oral: Mit Palladon® 1,3 mg und 2,6 mg schnellfreistehenden Kapseln möglich. Palladon® kann stdl. Eingenommen werden. Der Wirkeintritt erfolgt innerhalb 30 Min. Die Wirkdauer beträgt ca. 4 Std. Die analgenetische Potenz entspricht:
1,3mg = 10 mg Morphin
2,6mg = 20 mg Morphin

Dilaudid: Da eine orale Form nicht zur Verfügung steht wird der Inhalt der Ampulle (Dilaudid 1 ml = 2 mg) mit 10 ml NaCl verdünnt

Langsame Titrierung
1. Tag 1 Amp.: 4 x 2,5 ml Lsg = 2 mg/die
2. Tag 1 Amp.: 4 x 2,5 ml Lsg = 2 mg/die
3. Tag 2 Amp.: 4 x 2,5 ml Lsg = 4 mg/die
4. Tag 3 Amp.: 4 x 2,5 ml Lsg = 6 mg/die
5. Tag 4 Amp.: 4 x 2,5 ml Lsg = 8 mg/die **Umstellen auf**
6. Tag 4 Amp.: 4 x 2,5 ml Lsg = 8 mg/die **2x4 mg Palladon®**

Herstellung einer Hydromorphon-Lösung 10 mg/ml als Tropfenflasche (zur i.v.-Gabe bei 121°C 20 min sterilisieren) Hydromorphon-HCL 1,0g
Citronensäure 0,22g , Natriumcitrat 0,23g
Natriumchlorid 0,6g , Aqua ad injectabilia ad 100 ml
20 Gtt = 10 mg   1 Gtt = 0,5 mg

Dilaudid: 1 ml = 2 mg
1. Tag 1 Amp auf 10 ml Nacl = 0,2 mg/ml Lsg
2. Tag 1 Amp auf 10 ml Nacl = 0,2 mg/ml Lsg
3. Tag 2 Amp auf 10 ml Nacl = 0,4 mg/ml Lsg
4. Tag 3 Amp auf 10 ml Nacl = 0,6 mg/ml Lsg
5. Tag 4 Amp auf 10 ml Nacl = 0,8 mg/ml Lsg
6. Tag 4 Amp auf 10 ml Nacl = 0,8 mg/ml Lsg

Wie beginne ich mit der Opioideinstellung?

Früheffekt	Selten	Häufig
Übelkeit und Erbrechen	Schwitzen	Spastische Obstipation
Schläfrigkeit	Myotonische Krämpfe	Verzögerung der
Schwindel / Unsicherheit	Mundtrockenheit	Magenentleerung*
Verwirrtheitssymptome	Muskelrigidität	Miktionsstörung*
		Übelkeit und Erbrechen*
	Spätreaktion	Euphorie
	Depression	* nur vorübergehend

Patienten, bei denen die initiale Gabe von Opioiden zu hoch gewählt wurde, entwickeln nicht selten eine **Schwere des gesamten Körpers,** die mit einer **Unruhe** verbunden sein kann. Einige Nebenwirkungen wurden vermehrt bei der **rückenmarknahen Opioidapplikation** festgestellt:

Pruritus

Ein gehäuftes Auftreten ist beobachtet worden bei der Erstapplikation, selbst dann, wenn unter vorheriger oraler Gabe kein Pruritus auftrat. Die Ursache liegt wahrscheinlich in einer vermehrten Histaminfreisetzung. Wenn nach 2-3 Tagen der Juckreiz stärker wird, sollte mit Haloperidol (2-3 mg) behandelt werden. Ansonsten empfiehlt sich eine abwartende Haltung, da nach 7-10 Tagen der Juckreiz verschwindet.

Harnverhalt

Meistens nur bei rückenmarknaher Erstapplikation auftretend. Selten länger als 24 Stunden anhaltend. Dennoch ist bei einer vorbestehenden Prostatahypertrophie Vorsicht geboten. In der Regel reicht die Gabe des Parasympathomimetikums **Carbachol** (Doryl®) aus. Gegebenenfalls muß eine Einmalkatheterisierung erfolgen. Die Ursache liegt in der Erhöhung des Sphinktertonus mit Unterdrückung des Miktionsreflexes.

Sekundäre Amenhorroe

Ursache ist die opioidbedingte Östrogen-Synthesehemmung. Selbst ein Opioidwechsel ändert nichts an dieser Nebenwirkung. Die Therapie besteht ausschließlich in der Gabe von **Kontrazeptiva** um eine Regel- bzw. Abbruchblutung einzuleiten.

Ödembildung

Da diese Nebenwirkung auch jüngere Menschen betrifft, ist kaum von einer Herzinsuffizienz als Ursache auszugehen. Die Ursache ist möglicherweise eine permanente Vasodilatation. Des weiteren ist zu erwähnen, daß Erbrechen bei oraler Applikation häufiger auftritt als bei parenteraler Gabe. Diesen Gesichtspunkt kann man sich zunutze machen bei der Titration, d. h. der Ersteinstellung mit Opioiden, die intravenös oder subcutan erfolgen kann.

Myoklonie

Diese selten auftretende Nebenwirkung wir fast ausschließlich bei **hohen Opioiddosierungen** enteral oder parenteral gesehen, i. S. eines opioidinduzierten Schmerzes.

Nebenwirkungen der Opioide und deren Behandlung

Sedierung, Koma, Atemdepression, Atemstillstand
schlaffer Muskeltonus, Hypotonie, Bradycardie, Hyperthermie

Gegenmaßnahmen

Alle reinen Agonisten sind antagonisierbar mit **Naloxon** (Narkanti®)*.

Als partieller Agonist ist **Buprenorphin** (Temgesic®) durch Naloxon (mind. 5-10 mg) [1] bedingt antagonisierbar. Als Antidot kann auch **Doxapram** (Dopram®) eingesetzt werden.

Dosierung: Naloxon: 0,1-0,2 mg i.v. (1/2-1 Amp.) über 2-3 Min.
Doxapram: 1 A = 20 mg
Achtung: Naloxon hat eine kürzere HWZ als Morphin.

Absetzen von Opioiden

Grundsätzlich müssen Opioide nach längerer Applikationsdauer (> 4 Wochen) ausschleichend abgesetzt werden, um einer Entzugssymptomatik vorzubeugen. **Entzugssymptome** stellen sich wie folgt dar: **Motorische Unruhe, psychische Agitiertheit, Schwitzen** und selten die Entwicklung eines neurogenen **Lungenödems**. Bekannt sind diese Phänomene unter dem Begriff des "Noradrenalin-Sturm" (weil unter der Morphinbehandlung grundsätzlich eine Down-Regulation der Alpha-Rezeptoren stattfindet). Die Behandlung wird daher mit subcutaner Gabe (ca. 10 % der Tagesdosierung) fortgeführt, ggf. wiederholt

Opioidwechsel

Der Wechsel eines Opioids auf ein anderes kann notwendig werden, wenn die Toxizität eines Opioids gegenüber dem analgetischen Nutzen überwiegt oder bei ausreichender Analgesie therapieresistente Nebenwirkungen im Vordergrund stehen. Mit der Toxizität sind Phänomene gemeint wie Myoklonie, Spastiken, Thoraxrigidität oder zentrale, psochomimetische Erscheinungen wie beim Morphin beschrieben. Ein Wechsel ist ebenso notwendig, wenn bei Tumorprogredienz der Schmerz stärker wird und die Steigerung des bisher applizierten Opioids zu keiner Wirkverbeserung führt, gleichzeitig aber Nebenwirkungen wie Müdigkeit, Antriebslosigkeit, Erbrechen oder sogar Schmerzverstärkung eintreten. Inwieweit die Behauptung, dass ein Wechsel auch notwendig sein kann, wenn innerhalb einer Woche die Ursprungsdosis Morphins um mehr als 100 % gesteigert werden muss, ist wissenschaftlich nicht belegt. Anstelle des bisher verwendeten Opioids muss in Abhängigkeit des jeweiligen **Konversionsfaktors** ein anderes Opioid eingesetzt werden. Diese Konversionsfaktoren schwanken und sind abhängig von der bisherigen Opioidmenge bzw. vom Applikationsweg. In der Literatur (8) sind für folgende Opioide und deren Wechsel nur wenige Anhaltszahlen genannt, die ausschließlich Näherungswerte darstellen:

[1] Dtsch. Apothekerzeitung Nr. 30, 2003

Symptome der Überdosierung

Oral	oral	subcutan	subcutan	Konversionsfaktor (KF)
L-Methadon	→ Hydromorphon			1 : 0,15 (KF 6) : 1
L-Methadon	→ Morphin			1 : 1 (KF 1) : 1
		Morphin →	Hydromorphon	1 : 0,15 (KF 6) : 1
Hydromorphon	→ Hydromorphon			1 : 0,5 (KF 2) : 1
Morphin** →	Oxycodon			1 : 0,8 (KF 2) : 1
Morphin* →	L-Methadon			1 : 0,3 (KF 3) : 1
Morphin →	Hydromorphon			1 : 0,2 (KF 7,5) : 1
Oxycodon →	L-Methadon			1 : 0,25 (KF 4) : 1
		Morphin	Fentanyl***	1 : 0,015(KF 60):1

Beispiel
* 10 mg Morphin oral entsprechen bei vorheriger Dauertherapie mit Morphin ca. 3-4 mg L-Methadon
** oder 0,8 mg Oxycodon.
***Transdermale (subcutane) Tagesdosis = Intravenöse Tagesdosis Fentanyl: Durogesic 25 µg/h = 1 mg Morphin i.v.

Bei der Umstellung auf L-Methadon (Polamidon) muss aufgrund der unterschiedlich langen Beta-Eliminationshalbwertzeit mit Schwankungen gerechnet werden, so dass immer wieder eine Dosisanpassung vorgenommen werden muss.
Darüber hinaus kann auch der Wechsel des Applikationsweges, z.B. von oral auf subcutan mit derselben Substanz sinnvoll sein.

Opioidwechsel

Wichtiger Hinweis

Alle hier genannten Umrechnungsfaktoren sind ausschließlich Näherungswerte, die immer individuell angepasst werden müssen. Das heißt, dass bei längerer Opioidgabe eine Korrektur nach oben erfolgen kann, während bei der Neueinstellung eine diffizile Herangehensweise gefordert wird.

Applikationsformen der Opioide und anderer Substanzen

Andere Formen als die orale Applikation spielen dann eine Rolle, wenn wegen spezifischer Tumorlokalisationen die Analgetikaaufnahme behindert ist, oder bei unzureichender Analgesie trotz eines „Opioid-rotatings" die Nebenwirkungen des Opioids im Vordergrund stehen. Eine andere Darreichungsform muss im Verhältnis zum Aufwand zu einer Verbesserung der Analgesie führen (16).

Grundsätzlich ist die orale Gabe zu bevorzugen. Ein Wechsel des Applikationsweges kann notwendig werden, wenn aufgrund der oralen Zufuhr Nebenwirkungen bzw. unerwünschte Situationen auftreten wie:

> **Anhaltendes Erbrechen**
> **Aversion gegenüber Opioiden**
> **Schluckstörungen**
> **Dysphagien oder Passagestörungen**
> **Segmentale, lokalisierte viscerale Schmerzen,**
> bei denen eine orale Analgetika-Therapie allein nicht ausreichend ist.
> **Ausgeprägte psychomimetische Veränderungen**

Wenn eine orale Gabe nicht mehr sinnvoll erscheint, muss auf die parenterale Therapie ausgewichen werden: subcutan, intravenös, peridural oder intraspinal.

1. Orale Applikation (Von Stufe II auf Stufe III)
Die orale Opioidgabe erfolgt in den meisten Fällen in Kombination mit einem Nichtopioid. Nichtsteroidale Antiphlogistika sollten dabei nicht in der Höchstdosierung gegeben werden Stattdessen muss **frühzeitig der Wechsel** auf ein Opioid mit höherer Potenz erfolgen. Die Neueinstellung muss berücksichtigen, ob ein Stufe II-Präparat bereits gegeben wurde. In diesem Fall erfolgt die äquipotente Umrechnung nach folgendem Beispiel: Bisher 800 mg Tramal/Tag = 80 mg Morphin. Darreichung: 4-6 x 10-15 mg Morphinsulfat am ersten Tag. Am darauffolgenden Tag umsetzen auf 2 x 40 mg MST oder als einmalige Gabe 80 mg MST Continus®.

Bisher Stufe I
Steht man vor der Wahl, ein Stufe II oder Stufe III-Präparat einzusetzen, muss die Tumorprogredienz mitberücksichtigt werden, denn die *Schmerzstärke und die Ätiologie des Schmerzes* berücksichtigt die Wahl der Medikamente. Beim Prostata- und Kollum-Karzinom beispielsweise setzen wir wegen der schnellen Schmerzprogredienz frühzeitig niedrig dosiert Stufe III-Präparate ein, um eine spätere Umrechnung und erneute Dosisfindung zu vermeiden.

2. Transkutane und **subcutane** Opioidapplikation
Es stehen zwei **Pflasterformulierungen (Fentanyl und Buprenorphin)** als Inhaltsstoffe zur Verfügung, die durch direkte Diffusion durch die Haut ihre systemische Wirkung erzielen. Über das Procedere der Analgetika-Einstellung (s.S.70). Diese „Grundanalgesie" kann bei Schmerz progredienz oder bei Durchbruchschmerzen durch die orale oder rektale Morphin-Gabe ergänzt werden. Eine weitere Möglichkeit bietet die *kontinuierliche Opioidapplikation mit PCA-Pumpen*. In den Fällen, in denen geringe Mengen von Morphin bei stabilen Schmerzsyndromen ausreichen, können mechanische Pumpen ohne PCA-Funktion eingesetzt werden.
Beim Wechsel von oral auf subcutan erfolgt eine Reduktion der Substanzen bei stabil eingestelltem Schmerzniveau:

Applikationsformen der Opioide und anderer Substanzen

Morphin: 30 - 50 % der täglichen oralen Dosis
Buprenorphin: 80 % der täglichen sublingualen Dosis
Methadon: wegen starker Kumulation nicht geeignet
Ketamin: 0,3-0,5 mg/kg/h

Statt einer Pumpe kann ebenso ein Perfusor eingesetzt werden allerdings ohne Bolusfunktion. Dabei können neben den Opioiden auch andere Substanzen gleichzeitig eingesetzt werden (S. 55).

Da das Fördervolumen mindestens 1 ml/h beträgt, wird die Lösung verdünnt:

Beispiel:			
	100 mg Morphin	20 mg = 1 ml	5 ml
	10 mg Haldol	5 mg = 1 ml	2 ml
	3000 mg Novaminsulfon	500 mg = 1 ml	6 ml
	physiologische Kochsalzlösung		37 ml
		50 ml : 24 h = 2 ml/h	

Die Morphinkonzentration der Gesamtlösung sollte nicht mehr als 20 mg/ml betragen, da das Applikationssystem bei zu geringem Fördervolumen (< 1ml/h) durch Kristallisation des Morphins verstopfen kann. Die hierfür geeigneten Subcutannadeln werden auf Seite 151 beschrieben.

Wechsel von oraler auf subcutane/transdermale Applikation

1. Die Aufnahme von Medikamenten kann bei oropharygealen Tumoren oder bei der Mucositis behindert sein. Tumore des Ösophagus oder im Cardiabereich des Magens lassen eine geordnete Passage von Tabletten oder Dragees nicht zu. Gastrointestinale Resorptionsstörungen beim Magen- und Pankreas-Karzinom stellen ein weiteres Hindernis dar. Bei liegender PEG-Sonde kann von der festen Form opioidhaltiger Medikamente auf Granulatformen übergegangen werden, die ebenso in retardierter Form vorliegen (MST-Granulat).

2. Therapie- bzw. tumorbedingtes Erbrechen ist, wenn eine therapeutische Beeinflussung (hochdosiert Kortison, bzw. kausal die Radiochemotherapie oder die operative z.B. neurochirurgische Entlastung) nicht möglich ist, eine klare Indikation zum Wechsel sein.

3. Weitere Gründe zum Wechsel der Applikationsweise sind die bedingte Ansprechbarkeit des Betroffenen, die Präfinalphase oder aber auch Verwirrtheitszustände, die eine Kooperation unmöglich machen.

Transdermale Opioidapplikation mit Fentanyl-TTS (Durogesic SMAT ®)

Die spezifische Galenik und das dazugehörige Trägersystem erlauben die Freisetzung des lipophilen Fentanyls. Das als weltweit erste erfolgreich eingesetzte Verfahren ist bisher nur bei Tumorschmerzen zugelassen. Durogesic SMAT® als Pflaster mit unterschiedlichen Wirkmengen Fentanyls (2,5 – 5,0 – 7,5 – 10 mg Wirksubstanz pro Pflaster) erfüllt als synthetischer Agonist die Forderung, nur Agonisten in der Opoidtherapie einzusetzen. Daher ist der Wechsel von einem Agonisten (Morphin) zu einem anderen möglich. Eine weitere wichtige Voraussetzung ist, dass der Schmerz konstant stabil ist. Daher ist es möglich, sog. break-through-Schmerzen mit nichtretardiertem Morphin z.B. in Tropfenform in Verbindung mit dem Pflaster zu therapieren. Die **hohe Lipophilie** der Substanz und das Trägersystem, das garantiert eine **definiete Menge** abgeben soll, die in Abhängigkeit von der Hauttemperatur schwanken kann, machen es notwendig, bei der **Einstellung oder beim Wechsel klare Kriterien zu beachten:**

Applikationsformen der Opioide und anderer Substanzen

1. Die bisher erfolgte orale Opioidtherapie wird im Näherungsverhältnis 1:70 (100) auf Fentanyl umgerechnet. Bezogen auf Morphin bedeutet ein Wechsel auf Fentanyl, folgende Umrechnungsverhältnisse zu beachten (11):

Morphin mg oral in 24 h	Morphin i.m. mg / 24 h	Fentanyl i.v. mg / 24 h	TTS – ug / h
0 - 30	0 - 10	0,3	12,5
30- 90	10 - 22	0,6	25
91-150	23 - 37	1,2	50
151-210	38 - 52	1,8	75
211-270	53 - 67	2,4	100
weitere 15 mg/Tag	weitere 60 mg/Tag	weitere 0,6 mg/Tag	25/Tag

Der Einsatz von Durogesic Smat® setzt voraus, dass der Anwender Erfahrung im Umgang mit Opioiden hat und deren Wirkung und Nebenwirkung adäquat einschätzen kann. **Daher ist folgende Vorgehensweise bei der Applikation strikt einzuhalten**: Beim Wechsel von Morphin wird, nachdem *morgens* die letzte Morphin-Retard-Tablette gegeben wurde, das Pflaster mit der errechneten Tagesmenge geklebt. Danach muss Morphin in nichtretardierter Form als Rescue-Medikation mitverordnet werden, falls Entzugssymptome auftreten. Dieses Vorgehen ist notwendig, weil die Plasma-Höchstkonzentration frühestens nach 14 Stunden erreicht ist. Das System gibt nun für 72 Stunden seinen Inhaltsstoff ab. Das heißt, dass <u>Durogesic Smat® nach 72 Stunden erneuert werden muss</u>. Treten während dieser Zeit stärkere Schmerzen auf, muss die Morphin-Sicherheits-Medikation (10-20mg) zur Verfügung stehen. **Alternativ**: Fentanyl-„Lutscher" **Actiq**® 400-600 mµ. Die Gesamtmenge zusätzlich eingenommenen oralen Morphins kann als Grundlage für die neu zu errechnende Durogesic® Pflastergröße genommen werden. In einigen Fällen ist ein Wechsel des Pflasters bereits nach 48 Stunden notwendig. Vorteil der trans-dermalen Applikation ist die geringere Obstipations- und Emesisneigung (12).

Kontinuierliche subcutane oder intravenöse Morphinappliaktion

Die Indikation zur subcutanen oder intravenösen Therapie besteht bei Malabsorptionsverhältnissen bzw. bei Tumoren, die eine orale Aufnahme behindern. Das betrifft auch entzündliche Veränderungen des Mund- und Rachenraumes, wie sie bei der Mukositis vorkommen. Muss eine Umstellung auf den subcutanen oder intravenösen Weg erfolgen, wird die orale Morphinmenge um ca. 30 % reduziert. *Intravenös* erfolgt dies mittels eines zentralen Venenkatheters oder über ein Port-System. Die Wirksamkeit der subcutanen und intravenösen Opioidzufuhr ist nahezu identisch und hat den Vorteil gleichbleibender Plasmaspiegel. Weniger aufwendig ist die *kontinuierliche subcutane Zufuhr* mit einer elektronisch gesteuerten Pumpe (z.B. CADD-PCA® Sims-Deltec). Der Vorteil liegt in der einfachen Handhabung und der Möglichkeit, feste Zusatzmengen (Bolus) einzuprogrammieren, so dass der Betroffene selbst bestimmt, wie viel Morphin er benötigt. Nachteilig ist der rel. hohe Anschaffungswert der Pumpe und das häufige Wechseln der Nadeln, die überall am Körper platziert werden können. Die Verträglichkeit der subcutanen Zufuhr von Morphin ist selbst bei Dosierungen von mehr als 20 mg/Stunde noch gewährleistet. Das betrifft auch die Gabe von Buprenorphin. Lokale Reizerscheinungen machen einen sofortigen Wechsel des Injektionsortes notwendig. Neben der kontinuierlichen Morphinapplikation können auch **Metamizol, Dexamethason, Butylscopolamin** oder **Metoclopramid** gleichzeitig subcutan appliziert werden. Beim Wechsel von oraler auf parenteraler Gabe gelten folgende Umrechnungsfaktoren die Näherungswerte darstellen(8):

Applikationsformen der Opioide und anderer Substanzen

Substanz	oral	subcutan	intravenös	peridural	intrathekal
Morphin	10 mg	5 mg	3 mg	0,5 * mg	0,06 * mg
Levomethadon	10 mg	5 mg	3 mg	n.k.	n.k.
Buprenorphin**	0,3 mg	0,2 mg	0,2 mg	0,1 - 0,2 mg	0,05-0,08 mg
Fentanyl		0,1 mg	0,1 mg	0,05- 0,1 mg	0,025 mg
Hydromorphon	10 mg	5 mg	5 mg	0,5 mg	0,05 mg

* Umrechnungsempfehlungen erfolgten bisher nur für Morphin. Da keine Allgemeinempfehlungen abgegeben werden können, entsprechen diese nur den persönlichen Empfehlungen und sind stets nachzukontrollieren
** sublingual **(1 Tbl.: 0,2 mg)**

3. Kontinuierliche **intravenöse** Applikation

Die Indikation hierfür ist dann gegeben, wenn o.g. Methoden nicht in Frage kommen. Gründe hierfür sind:
> **Mangelnde Analgesie**
> **Unsichere Resorptionsverhältnisse**
> **Häufige lokale Infektionen der Punktionsstellen**
> **Individuelle Unsicherheitsfaktoren**

Intravenös zu applizierende Opioide sollten grundsätzlich pumpengesteuert kontinuierlich verabreicht werden. Die Zufuhr erfolgt über ein PORT-System, das unter ambulanten Bedingungen in Lokalanästhesie auch durch Nichtchirurgen implantiert werden kann, wenn die Vena subclavia-Direktpunktion beherrscht wird. Anderenfalls bietet sich die Venae sectio der V. cephalica mit der Implantation eines Spezial-Port-Systems (Pass-Port) an. Die liegende Port-Kammer wird mit einer Punktionsnadel (Huber-Nadel) verbunden. Diese sollte alle 14 Tagen erneuert werden.

4. Rektale Applikation

Suppositorien sind keine Alternative zur oralen Dauermedikation. Sie eignen sich **zur kurzfristigen Behandlung bei anhaltender Dysphagie und Übelkeit,** wenn subcutane Darreichungen nicht zur Verfügung stehen bzw. abgelehnt werden. Sie sollten alternativ eingesetzt werden, wenn orale oder subcutane Applikationen zur Behandlung von Durchbruchschmerzen nicht möglich sind. Da eine Retard-Form nicht existiert, beträgt die Wirkdauer 4-6 h. Die Im Zweifelsfall können auch MST®-Tabletten rektal mit gleichbleibender Retard-Wirkung gegeben werden.
Darreichungsmengen sind 10 - 20 - 30 mg Morphinsulfat.

Rückenmarknahe intrathekale/peridurale Opioidzufuhr

Die rückenmarknahe Applikation erfolgt unter mehreren Gesichtspunkten:

1. Die Opioiddosis zu reduzieren, um darüber die therapeutische Breite des Opioid zu verbessern um gleichzeitig das Nebenwirkprofil zu reduzieren.

2. In der Absicht, Opioide mit Lokalanästhetika oder Clonidin zu kombinieren

3. Ein regionales Analgesieniveau mit geringer systemischer Wirkung zu erreichen.

Grundlage:

Gelangen Opioide in den Periduralraum, diffundieren sie über die Dura mater in den Liquor cerebrospinalis bzw. verlassen direkt über die Nervenwurzeln den Periduralraum. Vom hydrophilen Opioid Morphin gelangen nur ca. 20 %, von lipophilen Opioiden (Buprenorphin, Fentanyl, Sufentanil) in wesentlich geringerer Menge (ca. 0,1 %) in den Liquor. Der größte Teil (bis zu 80%) peridural verabreichten Morphins gelangt in den systemischen Kreislauf, da der Periduralraum mit reichlich venösen Gefäßen und Fettgewebe ausgekleidet ist. Dennoch wird mehr Morphin bei periduraler Gabe im Liquor vorgefunden als bei intravenöser Gabe. Daher haben **peridural** verabreichte Opioide eine *systemische und lokale Wirkung*. **Intrathekal** verabreichte Opioide entfalten ihre Wirkung u. a. über den Grad ihrer *Lipophilie (9)*. Morphin ist hydrophil und bindet daher kaum an die Rezeptoren der Substantia gelatinosa. Es liegt in hoher Liquorkonzentration vor und verteilt sich nach rostral. Daher entfaltet es neben der spinalen Analgesie auch eine supraspinale Wirkung. Im Gegensatz dazu die lipophilen Opioide, die fast ausschließlich am Applikationsort bleiben und eine regionale Analgesie bewirken. **Die Analgesie des hydrophilen Morphins ist sowohl von der Ausdehnung als auch zeitlich ausgeprägter als bei lipophilen Substanzen**, gleichzeitig steigt die Potenz für Nebenwirkungen. *Daher bieten fettlöslichere Substanzen keine bessere Analgesie.* Es wird angenommen, daß die Wirkung **peridural** verabreichter **lipophiler Opioide** mit der **systemischen Wirkung vergleichbar ist**. Das bedeutet gleichzeitig, daß **mit steigender Lipophilie die Wirkstärke und die Dauer der Analgesie eines Opioides sinken**. Morphin führt zu einer **selektiven Analgesie, d.h., das Motorik und Sensibilität erhalten bleiben**.

Neben den Opioiden kommen noch andere Substanzen zum Einsatz, die sich besonders in der Behandlung neuropathischer Schmerzen bewährt haben. **Clonidin**, ein Alpha-2-Rezeptor-Agonist mit hoher Lipophilie hat sich als nicht neurotoxisch erwiesen. Dosierungen von 0,15-0,45mg pro Tag werden beschrieben. Die Analgesie ist dosisabhängig und tritt nach periduraler Gabe nach ca. 20-30 Minuten auf. **Lokalanästhetika** werden vor allem bei regional begrenzten Schmerzen visceralen oder somatisch nozizeptiven Ursprungs eingesetzt. Zusammen mit Morphin tritt eine additive Analgesie auf, die intensiver ist als unter alleiniger Steigerung von Morphin. Andere Substanzen wie N-Acetyl-Salizylsäure oder Calcitonin wurden rückenmarknah zur Behandlung knöchern bedingter Schmerzen eingesetzt. In der klinischen Routineanwendung sind sie z.Zt. nicht zu empfehlen.

Nebenwirkungen:

Diese unterscheiden sich in medikamentenbedingt und sytembedingt. Wird **Morphin peridural** verabreicht, kann eine *frühe- und späte Phase der Atemdepression* auftreten (0,1-7%). Die frühe, tritt nach ca. 1 Stunde aufgrund der systemischen Wirkung auf, die späte nach ca. 12 - 24 h durch den rostralen Anstieg im Liquor. Aus diesem Grunde muss in den ersten 24 Stunden bei Erstanlage eines rückenmarknahen Katheters eine intensive Überwachung stattfinden. Weitere Nebenwirkungen sind Pruritus (bis 100%), Übelkeit/Erbrechen (20-30%), Harnverhalt (20-50%). Andere, hier nicht prozentual genannte Nebenwirkungen sind: Ödembildung und sekundäre Amenhorroe. Des weiteren ist die Toleranzentwicklung zu erwähnen, die unter periduraler Gabe ausgeprägter sein soll als unter systemischer Gabe. **Clonidin** kann wie bei der systemischen Anwendung zur Hypotension und Müdigkeit führen, die Bradycardie ist durch den reduzierten Sympathikotonus zu erklären. Dosislimitierend ist die Hypotension.

Rückenmarknahe intrathekale/peridurale Opioidzufuhr

Peridurale oder intrathekale Applikation

Die rückenmarknahe Opioidappliaktion kann notwendig werden, wenn **therapieresistente Nebenwirkungen** unter systemischer Opioidappliaktion auftreten. Regional auftretende Schmerzen im Abdomen oder Thorax, können nach vorheriger Testung, mit regionalanästhesiologischen Methoden eine **Optimierung der Analgesie** bewirken. Welches Verfahren bevorzugt eingesetzt werden soll ist nicht sicher zu beantworten.
Wenn bereits bei periduraler Applikation von Opioiden mit Lokalanästhetika keine Wirkverbesserung zu erzielen ist, kann eine intrathekale Gabe wieder wirksam sein.

Neuropathische Schmerzen und ossär bedingte Nozizeptorschmerzen können in der Regel nicht allein mit intrathekal verabreichten Opioiden behandelt werden. Daher ist die Kombination mit anderen Substanzen notwendig. Gegebenenfalls muss zusätzlich eine systemische Behandlung erfolgen.

Indikationskriterien:

> Das Tumorwachstum sollte im oberen und/oder unteren Abdomen und im unteren Thorax (Th 4 -S 1) lokalisiert sein.
>
> Die Progredienz ist absehbar.
>
> Die Lebenserwartung ist > 3 Monate (rel. Betrachtung in Bezug auf die Implantation eines intrathekalen Ports).

Umrechnung von oral auf intrathekal: 100 - (180) : 1
Umrechnung von peridural auf intrathekal: 5 - 10 : 1 (Morphin)
                                                                 3 - 5 : 1 (Bubivacain)

Die Umrechnungsfaktoren sind nicht für alle Opioide gleich, d.h., lipophile Substanzen nähern sich immer mehr dem Verhältnis 1:1 (oral/intravenös/rückenmarknah). Daher ist der „Morphinumrechnungsfaktor" für **lipophile** Substanzen relativ sicher.

Beispiel: 1200 mg oral Morphin : 3 (i.m.) : 6 (peridural) : 10 (intrathekal) = ca. 7 mg Tagesdosis. Zu Beginn sollten nur 50 % der errechneten Dosis intrathekal gegeben werden, um dann am 2. Tag langsam auf 7 mg zu steigern.

Vorgehensweise bei der intrathekalen Applikation

Die Sicherheitskautelen sind die gleichen wie bei der periduralen Applikation. Für die ersten zwei Tage wird eine Dosisfindung vorgenommen.

Beispiel: Bisher oral 1200 mg Morphin = 400 mg i.m. = 66 mg peridural = 6,6 mg intrathekal

Die Umrechnungsfaktoren können erheblich schwanken. Sie sind u.a. davon abhängig, ob eine Opioidgabe bereits intravenös erfolgte, was den intraspinalen Bedarf erhöht. Daher wird bei der Erstapplikation intrathekal eine loading dose, hier ca. 30 % der errechneten 24h Dosis gegeben: ca. 1,3 mg in diesem Beispiel. Danach werden am ersten Tag 50 % der errechneten Gesamtmenge gegeben. Am Morgen der Implantation wird das Opioid oral oder parenteral weitergegeben. Dann erfolgt die Gabe der loading dose. Die erste Gabe in den Katheter wird als „*loading dose*" bezeichnet und muss immer, egal welcher Applikationsweg vorher beschritten wurde, appliziert werden. Die Menge beträgt ca.20-50% der errechneten Tagesdosis. Beträgt diese 2 mg Morphin intrathekal sollte die loading dose mind. 0,5-1 mg betragen. Das weitere Vorgehen ist durch die Möglichkeit der Überwachung vorgegeben. Ist eine **lückenlose Überwachung** mittels SpO_2- und

Rückenmarknahe intrathekale/peridurale Opioidzufuhr

Blutdruckmessung möglich, kann durch eine *kontinuierliche Infusion* von 0,5 mg Morphin intrathekal pro Stunde eine Dosisfindung vorgenommen werden. Wichtig ist dabei, dass die morgendliche Dosis retardierten Morphins eingenommen wurde, da es applikationsabhängige Entzugserscheinungen geben kann. Grundsätzlich sollte daran gedacht werden, dass bei der Erstapplikation von Morphin über den Intrathekalkatheter spezifische Nebenwirkungen wie *Harnverhalt oder Obstipation* stärker auftreten können. *Darauf muss der Betroffene hingewiesen werden*, um dann bei Bedarf ein indirekt wirkendes Parasympathomimetikum zu verabreichen. Ist nach 1 Stunde keine Wirkung eingetreten, muss eine Einmalkatheterisierung erfolgen. Um herauszufinden, ob die intrathekale Opioidzufuhr den gewünschten Erfolg bringt, kann ein Periduralkatheter oder ein hierfür speziell entwickelter intrathekaler Katheter (Fa. Medtronic) für 1-2 Tage untertunnelt extern ausgeleitet werden, so dass eine Port-Implantation mit Anschluss einer externen PCA-Pumpe erst nach 48 Stunden erfolgen muss. Bei der Verwendung dicklumiger Katheter ist immer die Gefahr des Auftretens von Kopfschmerzen und die Bildung einer *Liquorfistel* gegeben. Die Punktion des Portes darf nur mit Spezialnadeln mit Huber-Schliff erfolgen.

Kontraindikationen bestehen, bei manifester *Gerinnungsstörung* und in unmittelbarer Nähe zum Punktionsort liegende *Entzündungsherde.* Daher ist ein *Dekubitus* in direkter Umgebung eine absolute Kontraindikation. Relative Kontraindikationen bestehen bei *vertebragenen osteolytische Metastasen*. Ebenso sollte eine intrathekale Opioidgabe bei *drohender Rückenmarkkompression* nur nach Ausschöpfung anderer Applikationswege erfolgen. Treten bei rückenmarknaher Gabe stärkere Schmerzen auf, kann die Ursache eine Erhöhung des intrathekalen Druckes bei passagerem Liquorstop sein. In diesem Fall muss ein Auslassversuch unternommen werden. In der Literatur wird aber auch über eine morphinbedingte Hyperalgesie berichtet, die nach rascher Erhöhung peridural verabreichten Morphins auftrat und nach Reduzierung wieder verschwand.

Nebenwirkungen:

Atemdepression: Bezüglich des Morphins werden 2 Phasen unterschieden:

1. Phase: ca.1 - 2 h nach Bolusgabe von Morphin kann infolge der systemischen Resorption (der Periduralraum enthält ein ausgedehntes venöses Geflecht) eine Atemdepression einsetzen.

2. Phase: ca. 12 - 24 h nach Applikation kann aufgrund der rostralen Wanderung, bedingt durch die Hydrophilie, eine Atemdepression einsetzen. Deshalb ist die Monitorüberwachung (Pulsoxymetrie, EKG, und RR-Messung) unabdingbar. werden nach dem Legen des Periduralkatheters Lokalanästhetika (Carbo-stesin® 0,5% oder 0,25%) zur diagnostischen Blockade appliziert, muss mit Blutdruckabfällen gerechnet werden.

Gegenmaßnahmen:

500-1000 ml einer kolloidalen Lösung infundieren. Den venösen Zugang daher immer belassen. Bei hoher Periduralanästhesie kann es zu einer Blockierung der sympathischen Nn. accelerantes des Myocards kommen: **Bradycardie**. Gegenmaßnahmen: Atropin 0,5 -1 mg hat meist nur einen geringen Erfolg. Deshalb Dopamin® 3 - 4 x 10^{-6} g per Perfusor. Opioidspezifische Nebenwirkungen: Brennschmerz, Harnverhalt, Pruritus, Hypotension, Toleranzentwicklung.

Rückenmarknahe intrathekale/peridurale Opioidzufuhr

Vorgehen:
der Periduralkatheter kann cervikal, thorakal und lumbal plaziert werden. Dies geschieht unter den üblichen Sicherheitskautelen. Bevor der Katheter gelegt wird, muss sichergestellt sein, dass:

☞ Im Implantationsbereich keine Metastasen oder entzündlichen Veränderungen vorliegen

☞ Keine intracerebrale Drucksymptomatik vorherrscht.

☞ Die Gerinnung intakt ist: Quick > 60 %, PTT <30 sec. Die Thrombozyten müssen > 50000 betragen. Die tägliche Heparingabe zur Thromboseprophylaxe ist kein Hinderungsgrund. Die kontinuierliche Gabe von NSAID muss für 24 h unterbrochen werden. Bei Acetylsalizylsäure sind die Thrombozyten für 7 Tage geschädigt. Innerhalb dieser Zeit besteht eine relative Kontraindikation für das Legen des Katheters. Heparinperfusoren sollen 30-60 Minuten vor dem Legen abgestellt werden.

☞ <u>Der Patient sollte nach Möglichkeit nüchtern sein.</u>

Zur Dosisfindung kann der Katheter untertunnelt und subcutan ausgeleitet werden. Soll eine permanente Gabe erfolgen, empfiehlt sich die Implantation eines Port-Systems. Bei einem **cervikal** liegenden Katheter (Punktion zwischen C7/TH 1 können 6-10 ml Carbostesin 0,25 % oder 2-3 mg Morphin als Bolusdosis bei einem 65 kg schweren Menschen bei intakter Dura komplikationslos als Single Dosis appliziert werden. Die Gefahr bei, liegendem Katheter eine Meningitis zu entwickeln, ist sehr gering.

<u>Nachteil:</u>
Es besteht die Möglichkeit, dass sich eine epidurale Fibrose um den Katheter herum entwickeln kann mit dem Verlust der Analgesie. Eine Tachyphylaxie entwickelt sich sehr viel schneller als unter oraler Applikation, so dass nach Versagen entsprechender Maßnahmen (s.u.) auf die intrathekale Gabe übergegangen werden muss.

Übergang von oraler auf peridurale Applikation

Am Morgen der Implantation wird die normale **orale Dosis** gegeben. Wenn dann, 3-4 h später der Periduralkatheter angeschlossen ist, müssen ca.20% der verbleibenden Äquivalenzdosis als Initialdosis gegeben werden. Danach erfolgt die kontinuierliche, pumpengesteuerte Applikation. Beispiel:

Orale Gesamtdosis: 1200 mg = 65 mg peridural. Morgendliche orale Dosis von 400 mg einnehmen
1200 - 400 = 800 : 18 = ca.44 mg errechnete Dosis für die restlichen 16 Stunden.
Initialdosis: 20 % = ca. 9 mg

Problem: **Ungenügende Analgesie trotz erhöhter Analgetikazufuhr**
Mögliche Ursachen:

☞ Katheterdislokation: Konsequenz: Entfernen des Katheters.

☞ Tumorexpansion, so dass der Katheter nicht mehr im entsprechenden Segmentniveau liegt. Konsequenz: Entfernen des Katheters.

Rückenmarknahe intrathekale/peridurale Opioidzufuhr

☞ Entwicklung einer Tachyphylaxie. Konsequenz: Morphin absetzen und im Verhältnis 1:6 intravenös weitergeben. Stattdessen wird über den Katheter für 3 Tage 0,45 - 0,6 mg/die Clonidin mit Carbostesin 0,25% 5 - 10 ml/h weitergeben. Nach 3 Tagen kann mit der zuerst gegebenen Morphindosis fortgesetzt werden.

☞ Wenn diese Maßnahmen ohne Erfolg bleiben, muss der Katheter entfernt werden. Vor jedem Injizieren muss aspiriert werden. Lässt sich Liquor entnehmen – bei Unsicherheit, ob Liquor oder Injektat, Glukosestix verwenden - muss der Katheter entfernt werden.

Andere Medikamente zur intrathekalen und periduralen Applikation

Andere Opioidanalgetika bieten keine Vorteile bezüglich der Analgesie. So ist **Fentanyl ca. 100fach, Sufentanil 1000fach** stärker wirksam als Morphin, was lediglich bedeutet, dass von diesen Substanzen eine entsprechend geringere Menge gegeben wird. Die Qualität und die Ausdehnung der Analgesie ist nicht besser. Schmerzen, die auf die alleinige Gabe von Morphin nicht adäquat ansprechen, werden durch o.g. Medikamente nicht besser zu behandeln sein.
Clonidin (Catapresan®) ist für die intraspinale/peridurale Gabe nicht zugelassen. Viele Untersuchungen haben den Nutzen dieses zentral wirkenden Alpa-2-Sympathomimetikums beim neuropathischen Schmerz in einer intrathekalen oder peridualen Dosierung von 0,3 -0,45 mg pro Tag, kontinuierlich verabreicht, aufzeigen können. Zur Behandlung neuropathischer Schmerzen wurden Dosierungen von 1,3 mg pro Tag beschrieben (30). Hinweise auf eine Neurotoxizität sind nicht bekannt. Grundsätzlich sollten nur solche Medikamente verabreicht werden, deren pH-Wert mind. 7,4 beträgt, obwohl es bei der geringen Mengenzufuhr zu einer Vermischung kommt, die am Gesamtliquor-pH nichts ändert. Die Liquorneubildung beträgt ca. 20 ml pro Stunde.
Dihydrobenzperidol (DHBP®) kann ebenfalls peridural und intrathekal eingesetzt werden in einer Menge von 2,5 - 5 mg pro Tag. **Clonidin und Dihydrobenzperidol** können in diesen Dosierungen allein gegeben eine Analgesie bewirken, die der Opioidanalgesie entspricht. Deshalb können diese Substanzen bei der Morphintoleranz aber auch zur Kupierung eines Opioidentzugs gegeben werden.
Für **Lysin-Acetylsalizylsäure** (Aspisol®) gibt es einige Berichte, die die peridurale Wirksamkeit bei einer Gesamtmenge von 600 mg pro Tag belegen, insbesondere bei diffusen Knochenschmerzen

Durchschnittliche Dosierungen bei periduraler oder intrathekaler Gabe bei Erstdosierung. Angaben ohne Gewähr. Ausschließlich eigene Erfahrungswerte !

Substanz	EPIDURAL		INTRATHEKAL	
	Bolus	Dauerapplikation pro Stunde	Bolus	Dauerapplikation pro Stunde
Morphin	2,5 - 8 mg	0,5 - 0,8 mg	0,25 – 1 mg	0,1 – 0,3 mg
Buprenorphin	0,4 mg	0,1 mg	0,1 mg	0,02 mg
Fentanyl	0,2 – 0,3 mg	0,05 - 0,08 mg	0,01 mg	0,01 – 0,04 mg
Sufentanil	0,01–0,05 mg	0,002 - 0,01 mg	0,002 – 0,01mg	0,001 -0,004mg
Hydromorphon		0,1 mg		0,02 mg

*Außer Morphin und Sufentanil sind alle anderen Substanzen für die peridurale oder intrathekale Gabe nicht zugelassen **Ausschließlich eigene Erfahrungswerte !**

Co-Analgetika in der Schmerztherapie

- Trizyklische Antidepressiva

- Kortikosteroide

- Antikonvulsiva

- Calcitonin und Bisphosphonate

- Ketamin

Trizyklische Antidepressiva (TAD)*

In der Therapie neuropathischer Schmerzen sind von den Antidepressiva nur Doxepin und Amitriptylin wissenschaftlich belegt. Sog. Selektive Reuptake-Hemmer haben in der Behandlung neuropathischer Schmerzen keine Wirksamkeit erwiesen.
Bisher wurden die als Thymoleptika bezeichneten Substanzen **Imipramin** (Tofranil®), **Maprotilin** (Ludiomil®) entweder als **stimmungsaufhellend** und **Doxepin** (Aponal®), **Thioridazin** (Melleril®) als **angstdämpfend, leicht sedierend** nach dem Kielholz Schema eingestuft. **Amitriptylin** (Laroxyl®, Saroten®) wirkt eher indifferent. Alle nicht selektiven Substanzen haben starke anticholinerge Nebenwirkungen, so dass bei älteren Patienten eher Maprotilin oder Imipramin eingesetzt wurden.
Das Haupteinsatzgebiet der TAD sind neuropathische Schmerzen mit Par- und Dysästhesien. *Amytriptylin und Imipramin* sind die am häufigsten verwendeten Substanzen, bei denen ein eindeutiger Wirksamkeitsnachweis erbracht wurde.

Der Einsatz der TAD erfolgt unter der Vorstellung der Schmerzdistanzierung einerseits, andererseits wird vermutet, dass es über eine Re-Uptake-Hemmung von Serotonin und Noradrenalin zu einer Aktivierung schmerzhemmender Neurone kommt mit langfristiger Down-Regulierung noradrenerger Rezeptoren (2).

Substanz	Dosierung	Wirkung	Nebenwirkung	
Maprotelin Ludiomil®	10 - 10 - 0 mg	stimmungsaufhellend	Mundtrockenheit, Schwindel, Gewichtszunahme	TAD
Impiramin Tofranil®	25 - 25 - 0 mg	leicht antriebssteigernd	w. o.	
Clomipramin Anafranil®	25 - 0 - 0 mg	leicht antriebssteigernd	w. o.	
Doxepin Aponal®	0 - 25 - 25 mg	dämpfend/ sedierend		
Amitriptylin Saroten®	0 - 25 - 25 mg	indifferent/ sedierend	w. o.	
Sertalin Gladem®	25(50)-0-0 mg	indifferent, aufhellend	Mundtrockenheit und und Gewichtszuahme deutlich weniger stark ausgeprägt. GI-Probleme „Magenkrämpfe"	SSSRI
Mirtazapin Remergil®	0-0-15(30) mg	leicht sedierend indifferent,		

*Mit persönlichen Hinweisen von Dr. Busche, Gerontopsychiatrisches Zentrum Lüneburg

Bei tumorbedingtem Differenzierungsschmerz ist eine Dosierung von 75-100 mg meistens ausreichend. Die Schmerzlinderung setzt frühestens nach 7 Tagen ein, jedoch früher als die antidepressive Wirkung zu der eine höhere Dosierung benötigt wird. Limitierend sind die anticholinergen Nebenwirkungen wie Mundtrockenheit, Benommenheit oder Schwindel. Die anticholinergen Nebenwirkungen sind bei den selektiven Re-uptake-Hemmer deutlich geringer.
Relative Kontraindikationen bestehen beim Glaukom, der Prostatahypertrophie und bei kardialen Reizleitungsstörungen.
Cave: TA können nach 4 – 6 wöchiger Einnahme zu einem cholestatischen Ikterus mit Gallenblasenhypertrophie führen. Daher sollte unbedingt eine Kontrolle der alkalischen Phosphatase, der GLDH und der Gamma-GT nach 2 - 3 Wochen erfolgen. Nach Ausschleichen der Therapie bilden sich die Symptome folgenlos zurück.

Co-Analgetika in der Schmerztherapie

Antikonvulsiva

Sie finden immer dann Einsatz, wenn **neuropathische Schmerzen** infolge einer Schädigung des ZNS oder einer Nervenwurzel bzw. Nervenplexusinfiltration vorliegt, d.h. neuropathische Schmerzen mit **einschießendem, scharfen, stechenden** Charakter. Sowohl **Carbamazepin** (Tegretal®) als auch **Clonazepam** (Rivotril®), einem Anxiolytikum aus der Reihe der Diazepamabkömmlinge, sind etwa gleich stark wirksam.

Dosierung:
1. Woche Tegretal ret. 0 - 0 - 100 mg
2. Woche Tegretal ret. 0 - 0 - 100 - 200 mg
3. Woche Tegretal ret. 0 - 0 - 300 - 400 mg

Nach 2wöchiger Gabe sollte der Carbamazepin-Spiegel (5 -10 mg/l) überprüft werden. Die Therapie muss immer einschleichend begonnen werden. Die Maximaldosierung beträgt 1200 mg. Die durchschnittliche Dosierung liegt bei 2 x 200 mg. Nach 4 Wochen kann der Plasmaspiegel abfallen, die Schmerzen zunehmen. Deshalb erfolgt eine **Dosiserhöhung**. Die Höhe des Carbamazepinspiegels ist nicht ausschlaggebend für die Wirksamkeit sondern ausschließlich die Klinik.

Nebenwirkungen: Schwindel, Ataxie, Hautreaktionen sind häufig (50 %). Die Dosis sollte bei diesen Symptomen reduziert werden. Selten sind: Reversible **Leukothrombozytopenie**, Leberfunktionsstörung. In diesem Fall muss das Medikament abgesetzt werden. Stattdessen kann auf **Clonazepam 0,3 - 0,3 - 0,5 mg** ausgewichen werden. Die Elimination von Neuroleptika ist bei gleichzeitiger Carbamazepineinnahme erhöht.

Eine andere Substanz mit deutlich weniger stark ausgeprägten Nebenwirkungen wie Müdigkeit und Schwindel ist das **Gabapentin (Tbl.: 200, 300, 400 mg)**: z.B.Neurontin®

Dosierung:
1. – 3. Tag: Neurontin®   0 -   0 - 300 mg
4. – 6. Tag: Neurontin®   0 - 300 - 300 mg
7. Tag usw. Neurontin® 300 - 300 - 300 mg

Steigerungen bis 2400 mg müssen mit einkalkuliert werden. Darüber hinaus ist eine weitere Steigerung sinnlos. In den ersten Wochen Kontrolle der Leberwerte. Alternativ: **Pregabalin** (Lyrica®) 2 x 50 – 150 mg

Baclofen (Lioresal®) als zentraler Gaba B-Agonist führt zur kortikalen Unterdrückung ektoper Foki, wobei die antikonvulsive Wirkung manchmal besser ist als die der klassischen Antikonvulsiva. Dosierung: 2 - 3 x 2,5 – 5 mg. Steigerung bis 100 mg oral

Neuroleptika

Den Substanzen mit Blockade der Dopaminrezeptoren wird eine analgetische Wirkung zugeschrieben. **Levomepromazin** (Neurocil®) 10 mg soll die gleiche Analgesie wie 10 mg Morphin oral haben. Grundsätzlich haben sich Medikamente dieser Stoffklasse **als Co-Analgetika nicht bewährt.** Als Antiemetika haben diese Substanzen (z.B. **Haloperidol**) einen festen Platz in der Tumorschmerztherapie.

Ketamin

Ketanest® ist ein NMDA-Rezeptor-Antagonist und führt hierüber zu einer Analgesie. Neuropathische Schmerzen, die mit Opioiden allein nicht ausreichend behandelbar sind oder eine Opioid(Morphin)toleranz können mit Ketanest®additiv therapiert werden.

Dosierungen: Intravenös 0,5 – 1,0 mg/kg/KG als Single Dose bzw. als Dauertherapie 0,05 – 0,1 mg/kg/KG/h
Subcutane Dauertherapie 100 – 500 mg / die
Nebenwirkungen: Hypersalivation, pulmonale Druckerhöhung, Halluzination
Erwünschte NW: Bronchospasmolyse, Laryngospasmus

Kortikosteroide

Der Einsatz der Kortikosteroide (Hemmung der Phospholipase A 2) in der Schmerztherapie beruht auf den Wirkkomponenten

- antiphlogistisch
- antiödematös

Schmerzen, aufgrund peritumoröser Entzündungen mit nachfolgender Kompression sind das Haupteinsatzgebiet für Kortikoide.

Indikationen:
- erhöhter intrakranieller Druck
- Nervenplexusinfiltration
- Rückenmarkkompression
- Leberkapselspannung
- Tumoren im kleinen Becken und Retroperitoneum
- Weichteilinfiltration
- zentrales und medikamentös bedingtes Erbrechen

Nebeneffekt:
- Appetitanregung, Stimmungsaufhellung

Dosierung: Grundsätzlich sollen nur Substanzen mit **reiner** Glukokortikoidkomponente eingesetzt werden.
Dexamethason = **Fortecortin**: 25fache Glukokortikoidwirkung
Triamcinolon = **Volon A**: 5fache Glukokortikoidwirkung

Bezogen auf die Äquivalenzdosis in mg
Fortecortin 1 mg = 25 mg Cortisol
Volon A 1 mg = 4 mg Cortisol

	Fortecortin		Fortecortin
Nervenplexusinfiltration:	8 - 4 - 0 mg	Tumoren im Becken:	8 - 4 - 0 mg
Leberkapselspannung:	6 - 2 - 0 mg	Nerveninfiltration:	8 - 4 - 0 mg
Weichteilinfiltration:	8 - 4 - 0 mg	Lymphödem:	6 - 2 - 0 mg
Hirndrucksymptomatik:	**100 - 0 - 0 mg**		

Diese Dosierungen sollten für 14 Tage durchgeführt werden. Wenn hierunter ein Erfolg eingetreten ist, wird schrittweise um 2 mg mit einer täglichen **Erhaltungsdosis von 4 mg** reduziert. Bei Nichtansprechen reduzieren und absetzen. 2/3 der Gesamtdosis werden wegen des zirkardianen Rhythmus morgens geben. Eine abendliche Gabe führt zur Unruhe.

Nebenwirkungen (NW) und rel. Kontraindikationen (KI)
- Gastroduodenalulcera (NW,KI)
- Pulmonale, bakterielle Infiltrationen mit Klinik. **Pilzbefall.**(KI)
- Erhöhung des Blutzuckerspiegels (NW)
- Osteoporose (NW)
- Pseudorheumatismus (NW)

Co-Analgetika in der Schmerztherapie

Kalzitonin

Dieses Hormon wird von den C-Zellen der Nebenschilddrüse gebildet, das die Osteoklastenaktivität hemmt. Daher ist eine knochenstabilisierende (Klasten/Blasten) Wirkung denkbar. Ebenso diskutiert wird eine additiv analgetische Wirkung (Kalzitoninrezeptoren im ZNS, C-Zellen sind neuroektodermalen Ursprungs). Als Gegenspieler des Parathormons senkt es den plasmatischen Kalziumspiegel.

Dosierung: *Knochenmetastasen*: 100 I E./ die für 2 Wochen, danach 100 I.E. 1 x pro Woche
Phantomschmerz: (Zentraler Deafferenzierungsschmerz): 100 I.E. alle 3 Tage intramuskulär als Dauertherapie, wenn ein Therapieversuch mit 100 I.E. pro Tag für eine Testphase von 3 Tagen erfolgreich war.

Nach bisherigen Erfahrungen scheint das Salm-Kalzitonin (Karil) eine bessere Analgesie als das humane (Cibacalcin) zu bewirken, die Verträglichkeit ist bei letzterem eindeutig überlegen

Therapiebeginn: 1. Tag: 100 I.E. i.v. initial + 500 ml NaCl über 2 h.
2. Tag: dto bis einschl. 4. Tag. Danach w.o. beschrieben.

Nebenwirkungen: Flush, Übelkeit, RR-Abfall

Bisphosphonate

Als Analoga der Pyrophosphate binden sie Hydroxylappatit und führen aufgrund einer schnellen Aufnahme in die Knochenmatrix zu einer **Hemmung der Osteoklastentätigkeit.** Sie senken dabei die Kalziumfreisetzung. Der Hemmechanismus ist bisher nicht eindeutig geklärt. Die Osteoklastenaktivität sowie Vorstufen der Osteoklasten in osteolytischen Metastasen werden gehemmt. Osteoklasten **aktivierend sind** TNF, Interleukin 1, Vit.D3 und **Prostaglandin E-2**, die vom Tumor aktiviert werden
Sie sind nicht für die Therapie akuter Knochenschmerzen geeignet. Die Schmerzreduktion ist ohnehin nur sehr schwer zu beurteilen, demzufolge damit auch die hiermit zu stellende Indikation Die Hauptindikation besteht bei überwiegend osteolytischen Metastasen (Mamma-Bronchial-Karzinom). Die Infusion muss wegen der Gefahr einer Niereninsuffizienz langsam (2h) erfolgen. (n. Semsek, Arends)

Generikum	Handelsname	Schmerzreduktion:	Dosierung
Clodronat	Bonefos®, Ostac®	15 % oral 25 % i.v.	2400 mg oral, 900 mg i.v.
Pamidronat	Aredia®	30 % i.v.	60 mg – 90 mg / 3 Wochen
Alendronat	Fosamax®	Keine Angaben	
Etidronat	Didronel®, Diphos®	Keine Angaben	

Zwecks Behandlung einer Hyperkalziämie ist der Soforteffekt laborchemisch erst ca.16-24 Stunden später nachzuweisen, so dass vor einer wiederholten Gabe sofort (2-3 h) nach der letzten (z.B. 90 mg Pamidronat i.v.) gewarnt werden muss.
Nahrungskarenz besteht 2 h vor und 1 h nach der Gabe. Nicht zusammen mit Milchprodukten einnehmen. Zu Beginn der Therapie kommt es zu einer Zunahme der Schmerzen, worauf der Patient hingewiesen werden muss. Übelkeit und Durchfall sind vorübergehende Nebenwirkungen.

Nuklearmedizinische Methoden

Die perkutane Strahlentherapie spielt in der Behandlung tumorbedingter Schmerzen eine entscheidende Rolle. **Hauptindikationen** sind **Knochen- und Weichteilmetastasen, Kompression von Gefäß- und Nervenstrukturen, Hirndruckzeichen** (intracranielle Metastasen und die Meningeosis carcinomatosa), **Luftnot** etc. Die Histologie der Metastasierung (lytisch/gemischt/plastisch) hat auf die Ansprechbarkeit nur einen geringen Einfluss. Die Schmerzlinderung tritt nach ca. 2-3 Wochen ein. *Voraussetzung für die Planung einer Strahlentherapie ist die Schmerzdiagnostik, die Röntgennativuntersuchung und das Knochenszintigramm.* Während der Bestrahlung treten hauptsächlich folgende Nebenwirkungen auf: **Mucositis** (Th: Antimycotica, Eiswürfel, Lokalanästhetika (Tepilta®) und **Erbrechen** (Th: **Ondansetron, Tolpisotron oder Granisotron, Dexamethason**)

Radionuklid-Therapie

Wenn eine perkutane Strahlentherapie nicht (mehr) durchführbar ist, weil bereits eine lokale Bestrahlung bei max. Ausnutzung der Strahlenbelastung erfolgte, kann bei intaktem Blutbild eine Radionuklidtherapie erfolgen (23). **Indikationen sind <u>kleinherdige, generalisierte ossäre Metastasierungen.</u>** Um die Affinität der Radionuklide zur Metastasierung zu überprüfen, sollte ein **Technetium-Knochenszintigramm** angefertigt werden. Eine <u>hohe Ansprechrate besteht bei überwiegend osteoplastischen Metastasen (Mamma- und Prosta-carzinom)</u>. Grundlage der Radionuklidtherapie ist, dass schnell proliferierendes Gewebe in der Lage ist, z.B. Radiophosphor (P-32) oder andere Nuklide wie <u>Strontium</u> (Sr-89) zu speichern. Ausschlaggebend ist immer der Anteil der Beta-Komponente für die Therapie, während die Gamma-Komponente nur für die Diagnostik wichtig ist. Andere Substanzen wie <u>Samarium</u> (Sm-153) oder <u>Ytrium</u> (Y-90-Citrat) erreichen eine ähnlich hohe Schmerzlinderung. Bei diesen Substanzen handelt es sich um Betastrahler mit einer geringen Reichweite. Das **Radioisotop Samarium-153** ist ein Beta- und Gamma-Strahler. Die Ausscheidung über den Urin ist nach ca. 6 h beendet, so daß die **Behandlung ambulant** erfolgt. Die Knochenmarktoxizität tritt 4-5 Wochen nach der Applikation auf. Klinisch dominiert eine Thrombo- und Leukopenie. Die Erythropoese ist selten betroffen. Die Dosierung beim <u>Samarium</u> (Sm-153) beträgt 37 MBq/kg/KG, eine Wiederholung ist nach 8-10 Wochen möglich. Der Therapieeffekt setzt nach 14 Tagen ein, die Dauer beträgt ca. 4 Monate. Vom Strontium ist bekannt, dass es eine Schmerzlinderung von mehreren Wochen bewirken kann. Diese Substanzen lagern sich nahezu isoliert in den Knochenmetastasen ein und stoppen somit eine weitere Osteolyse. Der genaue analgetische Wirkmechanismus ist nicht bekannt. Die zu verwendenden Substanzen richten sich nach Applikationsort oder/und Morphologie des Tumors. Kontraindikation: Gleichzeitige Chemotherapie, Teilkörperbestrahlung (< 2 Monate), rein osteoplytische Metastasen (fehlende Anreicherung im Szintigramm).

Indikationen:

Generalisierte Osteolysen beim Prostata- und Mamma-Karzinom. Die Ansprechrate ist beim Bronchial-Karzinom geringer). Schmerzen beim Ovarial-, Mamma- oder Bronchial-Karzinom, die durch eine **Pleura- oder Peritonealkarzinose** hervorgerufen werden, können mittels einer intrapleuralen oder intraperitonealen <u>Brachytherapie</u> behandelt werden. Eine Radionuklid-Therapie ist wiederholbar. Die Patienten werden für 6-24 Stunden (je nach Radionuklid) nach der Applikation „isoliert". Die Exkremente (Stuhl und Urin) werden gesondert entsorgt. Nach dieser Zeit werden keine Strahlen mehr emmitiert. Es handelt sich um eine einmalige Injektion. Nebenwirkungen: Selten Myelosuppression mit Panzytopenie, Übelkeit, Durchfall, akute Leukämie.

Nuklearmedizinische Methoden

Bemerkungen: Die Toxizität scheint beim Phosphor-32 am stärksten ausgeprägt zu sein. Daher wird dem **Samarium** (Quadramet®) der Vorzug gegeben. Die Schmerzreduktion (in 60 % komplette Schmerzfreiheit bis zu 6 Monate) wird innerhalb der ersten 14 Tage erreicht. Die Kosten betragen durchschnittlich 800 -1200,- EURO pro Einzelgabe.

Strahlentherapie

Knochenmetastasen sprechen in ca. 80 % auf eine Radiatio an, wobei die Schmerzlinderung je nach Strahlendosis und Strahlenvolumina und Strahlendauer zwischen 60 %-70 % liegt.
Die Schmerzlinderung setzt frühestens nach 1-2 Wochen nach Beendigung der Therapie ein (selten -Prostatacarzinom- schon während der Bestrahlung). Bei Knochenmetastasen hält die Schmerzlinderung bei ca. 50% der Pat. mind. 12 Wochen an.

Indikationen:

Lokale oder diffuse Knochenmetastasen - Wirbelkörper/Epidurale Metastasen - Hautmetastasen – Hirnmetastasen - Obere Einflussstauung – Bronchuskompression

Keine Indikation:

Peritonealcarzinose – nicht zentrale Pleuraergüsse – Ausgedehnte Hohlorganinfiltration

Notfall-Indikation:

Beginnende Querschnittsymptomatik – Obere Einflussstauung –carzinomatosa

Begleittherapie:

Bei Hirndruckzeichen und spinaler Kompression Dexamethason bis zu 48 – 96 mg (Magenprotektion), Antiemetika: Haldol 2-3 x 4-8 mg

Nebenwirkungen:

Mukositis (HWS-Bestrahlung), Ösophagitis (BWS), Enteritis/Cystitis (LWS/Becken). Größere Bestrahlungsvolumina: Gesamte BWS/LWS Auftreten einer Thrombo/Leukopenie

Art der Bestrahlung:

Hochdosierte Einzelbestrahlung: 8 – 10 GY
Hypofraktionierte Bestrahlung: 5 x 3-5 Gy pro Woche.

Notizen

Tumorschmerztherapie

bei Kindern

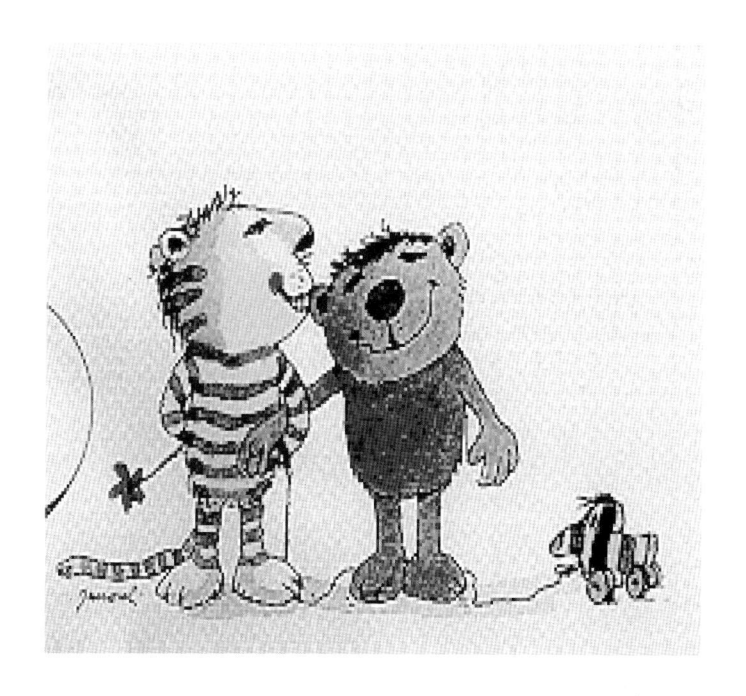

Tumorschmerztherapie bei Kindern

Die Inzidens des Tumorschmerzes bei Kindern beträgt wie bei Erwachsenen ca. 60 % und steigt mit zunehmendem Alter. Bezogen auf die Tumorentität beträgt sie bei:

Tumor	Inzidenz	Schmerz (lokalisation) -ursache
Ewing Sarkomen	89 %	Knochen, Weichteil
Astrozytomen	83 %	Kopf, Rücken
Osteosarcomen	75 %	Knochen
Non-Hodgkin-Lymphomen	68 %	Viscerale („Bauch"-) Schmerzen
Neuroblastomen	54 %	Arthralgie, Leberkapsel.,Kopf.
Wilms-Tumoren	38 %	Abdomineller, somatischer S. durch Verdrängung
Retinoblastomen	22 %	Neuropathische- Kopf-Schmerzen,

Kinder haben Angst vor jeder Injektion. Vermeiden sie daher *mehrfache* subcutane Applikationen.

Sorgen Sie immer dafür, daß <u>schmerzhafte</u> therapeutische oder diagnostische Punktionen unterbleiben:

                    Liquorpunktion
                    Knochenmarkpunktion/aspiration
                    Venenpunktionen

Liquorpunktion:	Prämedikation* mit Midazolam. Vorherige (1 h) lokale Anästhetikaapplikation mit einer Salbe (EMLA). Punktion immer mit Lokalanästhetika. Nach der Punktion Flachlagerung. Ausreichende Flüssigkeitszufuhr (Post-Punktions-Kopfschmerz)
Knochenmarkpunktion/** aspiration:	Der Hauptschmerz wird durch die Aspiration verursacht. Daher grundsätzlich nur unter Narkosebedingungen: Midazolam und Ketamin intravenös. Den intravenösen Zugang (Braunüle®) nur nach vorheriger Anästhetikaapplikation mit einer Salbe (EMLA®).
Venenpunktion:	Zentrale Venenpunktion als Broviac- oder Hickmann-Katheter bei Kleinkindern erfolgt nur unter Narkosebedingungen. Bei älteren Kindern kann nach vorheriger Sedierung (Midazolam) unter ausreichender Lokalanästhesie eine Punktion der V. jugularis int., ext. oder V. subclavia erfolgen. Der Zugang ist bei ruhig liegenden Kindern wesentlich einfacher.

*Prämedikation nach Schema des Hauses, ansonsten z.B. **Midazolam** 0,4 mg/kg oral, i.v.: 0,1 - 0,2 mg/kg KG oder **Promethazin** 1 mg/kgKG oder 1Tropfen/kg KG oral 1h vor dem Eingriff.
Zusätzlich zur Analgesie
Ketamin: intravenös initial 1-2 mg/kg KG oder intramuskulär 3-7 mg/kg KG. Repetitionsdosis: 0,5-1 mg/kg KG. Cave: Hypersalivation, Laryngospasmus. Daher <u>**Prämedikation immer mit Atropin**</u> 0,4-0,6 mg/kg KG sc.
Bei Kindern unter 1 Jahr sollte die Knochenmarkpunktion in Vollnarkose erfolgen. Intravenöse Analgesie hier mit **Morphin** 0,1 mg/kg/KG **oder Fentanyl**: 0,002 mg/kg/KG

Tumorschmerztherapie bei Kindern

Woran muss besonders gedacht werden?

Grundregeln der medikamentösen Schmerztherapie

⇒ Säuglinge erhalten ca. 1/6 bis 1/5 der Erwachsenendosis
⇒ Kleinkinder erhalten ca. 1/4 bis 1/3 der Erwachsenendosis und
⇒ Schulkinder ab 12 erhalten ca. 2/3 der Erwachsenendosis

⇒ Grundsätzlich gilt, dass die gleichen Nebenwirkungen auftreten können wie bei Erwachsenen. Die **Intensität (bspw. des Erbrechens) ist jedoch meist geringer** ausgeprägt. Dafür ist die Akzeptanz der Nebenwirkungen bezüglich der weiteren Einnahme des Analgetikums weitaus geringer.

⇒ Die Therapie des Schmerzes hat bezüglich der Grunderkrankung einen höheren Stellenwert, da die Konsequenz des weiteren Tumorwachstums bis zu einem bestimmten Grad nicht die gleiche Dimension hat wie bei einem Erwachsenen.

⇒ Wird die Endphase einer Tumorerkrankung bei klarem Bewusstsein erlebt, haben Begriffe wie Tod und Sterben einen sehr viel **höheren Stellenwert** als bei Erwachsenen. Die **Angst** vor dem Ungewissen wird **bei Kindern** wesentlich **intensiver** empfunden.

⇒ Die Nebenwirkungen, Erfolge und Misserfolge der Schmerztherapie sollten immer im **Beisein der Eltern** besprochen werden, da sie Trost und Hoffnung viel eher vermitteln können als der Therapeut.

⇒ Wenn feststeht, dass häufige Punktionen bzw. intravenöse Blutabnahmen oder Therapien stattfinden werden, sollte **frühzeitig ein zentraler Venenkatheter mit Port-System** gelegt werden. Über diesen kann dann selbstverständlich auch die Schmerztherapie erfolgen.

Die Therapie erfolgt auch bei Kindern regelmäßig und nicht nach Bedarf. Das WHO-Stufenschema wird bei Kindern modifiziert angewendet in der Art, als dass bereits **frühzeitig Opioide der Stufe III** eingesetzt werden. Grundsätzlich gelten die gleichen Richtlinien der medikamentösen Schmerztherapie wie bei Erwachsenen.

⇒ Opioide führen weit häufiger zur **Obstipation**. Die Toleranz gegenüber invasiven Abführmaßnahmen ist wesentlich geringer. Daher nicht abwarten, sondern **sofort ein Laxans mit verordnen.**

⇒ **Erbrechen** ist bei Kindern immer mit der Angst versetzt, keine „Luft zu bekommen". Daher sollte in den ersten Tagen **grundsätzlich ein neuroleptisch** wirkendes **Antiemetikum** für ca. 4 Tage mit eingesetzt werden.

Wenn nach **initialer oraler** Schmerztherapie mit **Morphin**, für das auch bei Kindern **keine Höchstdosierung** festgelegt ist, eine Progredienz des Schmerzes auftritt, sollte früher als bei Erwachsenen eine kontinuierliche, **pumpengesteuerte subcutane oder intravenöse** Schmerztherapie erfolgen. Dabei werden dieselben Methoden angewendet wie bei Erwachsenen.

Tumorschmerztherapie bei Kindern

Die Ersteinstellung mit Morphin

erfolgt nach Möglichkeit mit der **nicht retardierten** Lösung. Die Ersteinstellung beginnt bei der oralen Gabe mit **Morphinhydrochlorid**, das in unterschiedlichen Konzentrationen: 0,5 % - 2 % zur oralen Anwendung hergestellt werden kann.

Orale Therapieeinstellung

Morphin-Lösung: <u>**0,2-0,5 mg/kgKG alle 4-6 Stunden**</u>

Morphin retard: <u>**0,5 mg/kg KG**</u> (kleinste Retardmenge: 10 mg-Tbl.)

Die initiale **orale** Therapie beginnt mit **0,2 - 0,5 mg/kg KG Morphin nicht retardiert** alle 4-6 Stunden. Ein
Beispiel: Ein 25 kg schweres Kind erhält demnach:
Grundsubstanz: 1%ige Morphinhydrochloridlösung = 1ml = 20 Tropfen = 10 mg
Bedarf: **10 mg alle 4 - 6 Stunden =**

1. Tag **4 - 6 x 15 - 20 Tropfen der 1 %igen Lösung**
Die Dosis muß tropfenweise am Schmerz titriert werden: Ist nach der Einzelgabe am Ende des ersten Tages keine nennenswerte Schmerzlinderung eingetreten, sollten am nächsten Tag

2. Tag **4 - 6 x 20 - 25 Tropfen der 1 %igen Lösung** gegeben werden. Ab dem 4. Tag wird die Retardformulierung MST in äquipotenter Dosierung eingesetzt. Beträgt der Bedarf 5 x 25 Tropfen der 1%igen Lösung = 60 mg, kann mit der

4. Tag **MST® 30-Gabe alle 12 Stunden** begonnen werden. Treten erneut Schmerzen auf, werden **50% der bisherigen Einzeldosis** an Tropfen zusätzlich verordnet.

Parenterale Therapieeinstellung

1. Beginn mit einer Bolusgabe: **0,05 - 0,1 mg**/kg KG Morphin über 5-10 Min. injizieren
2. Kontinuierliche Gabe
   intravenös/subcutan: **0,02 - 0,05 mg**/kg KG

Obstipationsprophylaxe und Behandlung der Emesis

Emesis		Obstipation		
Dimenhydrinat (Vomes A®)	oral/supp: 5 mg/kg i.v.: 1-2 mg/kg oral: 75 mg <6. Lbj 150 mg >6.Lbj	**Lactulose**	<4 Jahre: >4 Jahre:	2-3 x 3-5 ml 2-3 x 5 -10 ml
Domperidon Motilium®	0,3- 0,6mg/kg (1-2 Gtt/kg)	**Bisacodyl** (Dulcolax)		2-3x0,1 - 0,2 mg/kg
MCP (Paspertin®)	0,15 mg/kg oral 0,15 mg/kg intravenös			

Bei jeder Opioidtherapie ist die Mitbehandlung der **Obstipation** eine unabdingbare Maßnahme. Eine Prophylaxe ist jedoch (bei Kindern) besonders abzuwägen. Gut geeignet ist **Lactulose**: 2-3 x 3-5 ml bei Kindern bis zu 4 Jahren, 2-3 x 5-10 ml ab dem 4. Jahr (Nebenwirkung: Meteorismus). Bisacodyl und Na.-Picosulfat sollten bei Kindern wegen krampfartiger Bauchschmerzen nicht eingesetzt werden. Macrogol 3350 (Movicol®) wird bei Kindern derzeit nicht empfohlen. Zur Behandlung der **Emesis** ist **Dimenhydrinat** (Vomes A®) oral/supp: 5 mg/kg oder i.v.: 1-2 mg/kg oder **MCP** (Paspertin®) 0,15 mg/kg oral und i.v. geeignet

Tumorschmerztherapie bei Kindern

Dosierung der Nichtopioidanalgetika

Substanz	Dosierung/kg (Minimaldosierung)	Wirkdauer	Tageshöchst-dosierung	Bemerkung/Darreichungsform
Paracetamol Paracetamol + Codein	10 mg oral 20 mg rektal Saft, Zäpfchen	6 h	90 mg/kgKG	>120-150 mg/die/kg KG lebertoxisch 1 ml = 40 mg Paracetamol 1 ml = 1mg Codeinphosphat 250 mg Para.+ 5 mg Codeinph.
Acetylsalicylsäure	10 mg	4-6 h	80 mg/kg/KG	**Wegen umfangreicher NW nicht bei Kindern bis zum 12.Lj einsetzen**
Ibuprofen	10 mg sup 8-10 mg oral,	4-6 h	40 mg/kg/KG	**Hohe Proteinbindung >90%. Cave Leber- u. Niereninsuff. GI-Blutung viel seltener. Cave: Methotrexat**
Metamizol	15 mg oral, i.v.	4 h	80 mg/kg/KG	RR-Abfall. Cave: Myelodepression und Agranulozytose
Naproxen	8-10 mg oral	**12 h**	40 mg/kg/KG	w. Ibuprofen

Dosierung der Opioidanalgetika retardiert und nicht retardiert
(n.ret: nicht retardiert, r: retardiert)

Substanz	Dosierung/kg (Minimaldosierung)	Wirkdauer	Wirkstärke zu Morphin	Tages-höchst-dosierung	Bemerkung/ Darreichungsform
Tramadol Tramundin (n.r.) Tramun**din** (ret)	1-2 mg oral 1 mg i.v. 2 mg oral	4 h 8-12 h	1/10	10mg/kgKG (<600 mg) 10mg/kgKG	Orale Lösung: 1 Hub=12.5 mg=4Gtt Alle Darreichungsformen. Retardtbl.a 50-100-150 mg teilbar
Tilidin Valoron N-Lsg (n.ret.) (ret)-Tbl	1 Gtt/Lbj. Mind. 3 Gtt 50 mg-Tbl.	4-6 h 8-12 h	1/8	300-400mg	N=Narcanti Valoron 1 Gtt = 2,5 mg Tbl.: 50-100-150 mg
Dihydrocodein DHC (ret.)	1-1,5mg oral	6-8	1/8	240 mg	
Morphin MST (ret.) **Tbl.** u. Granulat	0,5-1mg **Tbl.**:10,30,60,100, 200 mg	12 h **Beutel**:20,30, 60,100,200mg	1	keine	< 50 kg eher Retard**granulat** Geeignet zur enteralen Applikation über PEG-/ PEJ-Sonde
Morphintropfen 1-2 % (n.ret.) MSR(n.ret.) sup	0,3 - 0,5 mg 0,2 - 0,5 mg	 4 h	1	keine	Sevredol oder 1-2%ige Morphin-tropfen: **1% =1 Gtt = 0,5 mg** *Säuglinge:* Kleinste Menge 10 mg
L-Methadon Polamidon 1 ml=5 mg	0,1-0,2 mg **Mit Insulinspritze dosieren**	**8-36h(EHWZ)** **6h**	2	keine	Für Kleinkinder nicht geeignet. Starke Schwankungen in der HWZ. Orale Lösung am 1. Tag max. 4xgeben, danach 2x/die
Hydromorphon Palladon (ret.) Dilaudid (n.ret.)	0,06 mg 0,01 mg i.v.	12 h 3-4 h	7,5	Keine keine	Auch als orale Lösung herstellbar Dilaudid stark: 0,4 mg/ml+ Atropin
Buprenorphin Temgesic(n.ret.) Transtec (ret.)	0,004mg i.v./s.l s.Erwachsenenteil	6-8 h	25-40	ca.4,2 mg	Hierzu: Ceilig-Effekt (wenn es ihn gibt)
Ocycodon Oxygesic	0,2-0,3mg <50kg 5-10 mg>50 kg	12 h 12 h	2	keine	Psychomimetische NW geringer als unter Morphin

Tumorschmerztherapie bei Kindern

Adjuvantien

Substanz	Dosierung	Bemerkung
Trizyklische Antidepressiva		
Amitriptylin	0,1-0,2 mg/kg KG bis 2 mg/kg KG/die über 14 Tage	Cave: Mundtrockenheit, Leuko-Thrombopenie
Antikonvulsiva		
Gabapentin	1. Tag = 200 mg 2. Tag = 400 mg 3. Tag = 600 mg	Schwindel, Müdigkeit Erhöhung der Leberwerte möglich

Subcutane* u. intravenöse* Opioidapplikation zur Initial- und kontinuierlichenTherapie

Substanz	Bolus mg/kg KG	Kontinuierlich mg/kg KG/h	Bemerkung
Morphin			Intravenös oder
< 10 kg	0,05	0,02 - 0,05	subcutan 1/3 der
< 50 kg	0,08	0,03	oralen Dosierung
> 50 kg	0,1	0,02	*Bei allen Opioiden*
Hydromorphon			*an Harnverhalt und*
< 50 kg	0,02	0,005	*Obstipation denken*
> 50 kg	0,01	0,008 - 0,01	
Tramadol	0,5-1	0,25	
Piritramid	0,05	0,01 - 0,03	Cave: Übelkeit
Fentanyl	0,0015	0,0005 - 0,001	
Fentanyl-TTS (Durogesic smat)	Therapiebeginn ab 2 Jahren zugelassenen	0,0125	Siehe Erwachsenenteil S. 70

*Bei der kontinuierlichen Gabe muss grundsätzlich eine Überwachung gewährleistet werden. Zur postoperativen Therapie bei Kindern nicht zu empfehlen, wenn keine Überwachung gewährleistet ist.

*Hierzu eignen sich Pumpensysteme wie:

Smiths Medical
Deltec CADD Legacy PCA

Vorteil:
PCA-Funktion
Kassetten/Beutelfüllung
bis max. 4000 mg
Einfache und schnelle Programmierung

Großes, übersichtliches Display
Nachteil: hohes Gewicht

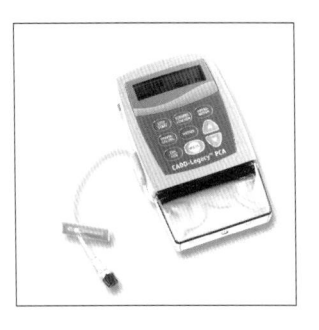

Die Herstellung einer 4%igen Lösung ist nur zur intravenösen Applikation sinnvoll. Subcutan sollten nur 0,5-2%ige Lösungen verwendet werden, weil eine höherprozentige durch Auskristallisation zum Verschluss der Nadel führt. Als Subcutan-Nadel eignet sich die orangefarbene Butterfly-Nadel der Fa. Braun, die als Perfusor-M-Nadel für alle Pumpensysteme geeignet ist. Subcutan-Nadeln der Fa. Therastic sind aufgrund der senkrechten Lage mit 1,5 cm Länge für Kinder und Jugendliche nicht geeignet.

Palliativmedizin

Palliativmedizin verfolgt im Gegensatz zur kurativen Medizin das _**ausschließliche**_ Ziel, den Menschen mit seinen quälenden Symptomen zu behandeln. Im Gegensatz zur kurativen Medizin steht die Behandlung des Tumors zu keinem Zeitpunkt mehr im Mittelpunkt des Geschehens.

Die Entwicklung der Palliativmedizin nimmt u.a. in England in den 60er Jahren ihren Ausgang, die maßgeblich durch Cicely Saunders geprägt wurde. „**In der Palliativmedizin wird der Mensch mit seinen quälenden Symptomen behandelt und nicht der Tumor**". Im Mittelpunkt der medizinischen und pflegerischen Tätigkeit steht die **Linderung bzw. Beseitigung quälender Symptome**, die sich im Laufe der Erkrankung einstellen, mit dem Ziel, die Lebensqualität des/der Betroffenen zu verbessern. Nur er bestimmt, in welchem Umfang bestimmte Maßnahmen durchgeführt werden. Dabei ist zu berücksichtigen, dass Therapien nur dann einzusetzen sind, wenn deren Erfolge absehbar sind überzeugend sind und für den Betroffenen keine zusätzlichen Leiden entstehen. Daher stehen ethische Gedanken an erster Stelle, die sich mit dem Sterben in Würde, d.h. in der geeigneten Umgebung, mit „offenen Augen", ohne quälende Symptome befassen und damit der alleinigen Betrachtung somatischer Aspekte übergeordnet sind. Die Sterbebegleitung, _nicht die Hilfe zum aktiven Sterben,_ steht im Mittelpunkt des Palliativgedankens

Definition:

WHO: „The active total care of patients whose disease is not responsive to curative treatment. Control of pain, of other symptoms, and of psychological, social and spiritual problems, is paramount. The goal of palliative care is achievement of the best quality of live for patients and their families. Many aspects of palliative care also applicable earlier in the course of the illness in conjunction with anticancer treatment." (3)
„Palliative medicine is the study and the management of patient with active, progressive far-advanced disease for whom is the prognosis and the focus of care is **the quality of live** (Doyle, 1993).

Die medizinische und pflegerische Versorgung beruht in erster Linie auf eine adäquate **Schmerztherapie**, die Behandlung von **Atemnot** und von gastrointestinalen Problemen wie **Stuhlverstopfung / Ileus** und **Erbrechen.** Darüber hinaus leiden viele Tumorpatienten an neurologischen Symptomen wie **Schwindel, Verwirrtheit** oder **Aggression.** Es muss nicht sofort medikamentös behandelt werden. Hier ist der Einsatz Aller erforderlich. **Gespräche, liebevoller Umgang und Zuwendung** haben Priorität.

Die Schmerztherapie wurde bereits ausführlich abgehandelt, wobei gesagt werden muss, dass invasive Maßnahmen nur sehr selten notwendig sind. Die Schmerztherapie in der Phase vor dem Sterben - diese lässt sich kaum zeitlich definieren - wird zu 70 % mit Opioiden der Stufe III nahezu ausnahmslos mit Adjuvantien kombiniert. Die häufigste parenterale Form der Applikation ist die _kontinuierliche subcutane Gabe._ Hier können Kombinationen von Analgetika (Morphin+Metamizol) auch in Verbindung mit Adjuvantien (Butylscopolamin oder Methylprednisolon) in einer Lösung zusammen verabreicht werden.

An einigen Beispielen sollen exemplarisch Ursache und Behandlung einiger Symptome dargestellt werden

Prinzipien der Symptombehandlung

Die Indikation zur Behandlung ist nur gegeben, wenn eine erhebliche Beeinträchtigung der Lebensqualität besteht und der Wunsch des Betroffenen berücksichtigt wird. Vor jeder Behandlung steht die Diagnostik, so dass abgeklärt werden muss, ob die Ursache therapiebedingt oder tumorbedingt ist. Hieraus lässt sich das Handeln ableiten. Die kausale Behandlung muss beispielsweise die weitere antineoplastische Therapie mit einbeziehen (4). Andererseits können bestimmte Therapiemaßnahmen supportiven Ansatzes sein (antiemetische Therapie zur Bestrahlung oder die gleichzeitige Obstipationsprophylaxe bei Opioidapplikation).

Da eine Therapie streng symptomorientiert erfolgen muss, sind die Kenntnis und der Einsatz medikamentöser Therapien genauso wichtig wie das Wissen um invasive Techniken. An folgenden Beispielen, die nur einen ganz beschränkten Teil der Therapie und Diagnostik berücksichtigen, soll die medikamentöse und pflegerische Therapie besprochen werden. Zur weiteren Vertiefung sei auf Lehrbücher der Palliativmedizin hingewiesen (3/4/17/26)

Stomatitis/Mukositis

Die Entzündung der Mundschleimhaut ist eine häufige, meist therapiebedingte Nebenwirkung (Bestrahlung, Chemotherapie). Andererseits treten virale, bakterielle und pilzbedingte Stomatitiden als Zeichen der Abwehrschwäche auf. Die auftretenden Ulcerationen und Aphten können zum Erbrechen und zum Stop der Nahrungsaufnahme führen. Als nachfolgende aber auch als medikamentenbedingte Komplikation (Neuroleptika, Antidepressiva, Opioide und Diuretika) tritt eine ausgeprägte **Mundtrockenheit** auf.
Die Behandlung muss darauf abzielen, alle adstringierende Substanzen zu meiden (scharfe oder saure Getränke aber auch sog. Zitronenlutscher). Präventive Maßnahmen stehen im Vordergrund: Täglich *mehrmalige Mundpflege und eine frühzeitig eingesetzte antifungizide Therapie*.
Die *lokale Therapie* erfolgt durch Mundspülungen. Reinigend wirken Wasserstoffsuperoxyd und Natriumbicarbonatlösungen. Entzündungshemmend wirken Kamille und Salbei. Zur lokalen Desinfektion ist Chlorhexidine geeignet. Zur Schmerzlinderung eignen sich systemisch antiphlogistische Substanzen (Opioide sind zwecklos, sie trocknen die Schleimhaut zusätzlich aus) und lokale Anästhetika (z.B.**Tepilta**®). Lokale Antimykotika wie **Ampho-Moronal**® oder **Candio-Hermal**® können bei Mundtrockenheit im Wechsel mit künstlichem Speichel (**Glandosane**® oder **Saliva medac**®) eingesetzt werden. Weitere Alternative: Bor-Kapseln D4 3 x 2 Kapseln.

Nausea/Emesis

Die Ursache kann medikamenteninduziert, Folge eines Ileus oder einer Stoffwechselentgleisung (Urämie oder Hyperkalziämie) sein. Des Weiteren ist eine zentrale Metastasierung ebenso wie eine psychogen bedingte Ursache (antizipa-torisches Erbrechen) in Betracht zu ziehen. Die Diagnostik - wenn überhaupt gewünscht - sollte die klinische Untersuchung, die Sonographie und die Computertomographie mit einbeziehen. Folgende Medikamente beeinflussen das Erbrechen (1,3):

Palliativmedizin

Medikament	Ursache des Erbrechens	Dosierung	Nebenwirkung
Promethazin (**Atosil**®)	zentral	2-3 x 25 mg	1,2
Dexamethason (**Fortecortin**®)	zentral, Metast.	2-3 x 4-8 mg	5
Metoclopramid (**Paspertin**®)	gastral	3-4 x 1-3 mg/kg KG i.v.	1, 2
Domperidon (**Motilium**®)	gastral	3-4 x 20 mg p.o.	
Haloperidol (**Haldol**®)	Opioidinduziert	2-3 x 0,3 - 0,5 mg p.o., s.c., i.v.	1
Domperidon (**Motilium**®)	Opioidinduziert	3-4 x 20 mg p.o.	1,2
Dimenhydrinat (**Vomex A**®)	Opioidinduziert	3-4 x 50-100 mg rect., i.v.	2
Butylscopolamin (**Buscopan**®)	Hypersekretion	2-3 x 10-20 mg p.o.,s.c.,i.v.	3,4
Prednison (**Decortin**®)	Chemotherapie	3 x 50-250 mg i.v.	5
Dexamethason (**Fortecortin**®)	Chemotherapie	2-3 x 4-8 mg	5
Tropisetron (**Navoban**®)	Chemotherapie	1-2 x 5 mg p.o.	4
Granisetron (**Kevatril**®)	Chemotherapie	2-3 x 3 mg p.o.	4
Ondansetron (**Zofran**®)	Chemotherapie	0,05 – 0,1 mg/kg KG oral	4
Midazolam (**Dormicum**®)	Angst	3 x 2-5 mg i.m., s.c.	2
Diazepam (**Valium**®)	Angst	2-3 x 5-10 mg p.o., rect.	2

Singultus

Die Ursachen sind häufig nicht zu eruieren. Zentralnervösen Ursprungs ist er bei psychogener, tumor- oder medikamentenbedingter (Opioide, Kortison) Grundlage. Die Hyperkalziämie und Urämie sind metabolischen Ursprungs. Mediastinale oder gastrointestinale Tumore beeinflussen die vagotone Aktivität. Folgende Medikamente können einen Einfluss haben. Darüber hinaus werden Erfolge mit der Akupunktur erzielt.

Medikament	Dosierung	Nebenwirkung
Haloperidol (**Haldol**®)	2-3 x 0,3-0,5 mg p.o., i.m.	1,2
Levopromazin (**Neurocil**®)	2-3 x 10-20 mg p.o., rect., i.m.	2
Carbamazepin (**Tegretal**®)	2-3 x 100 - 600 mg p.o., rect.	6
Diphenylhydantoin (**Phenhydan**®)	2 x 200 mg p.o.,	3, 2

1 = Extrapyramidal, 2 = Sedierung, 3 = Mundtrockenheit, 4 = Obstipation, 5 = Unruhe, 6 = Allergie

Obstipation

Sie ist das häufigste Symptom. Die Ursachen sind: *Tumorbedingt* (mechanische Obstruktion oder in Folge einer Peritonealkarzinose). *Therapiebedingt:* Opioide, Antidepressiva, Zytostatika (Vinca-Alkaloide), Diuretika (18). Andere Ursachen: Veränderung der Nahrungsaufnahme, Immobilität, verminderte Flüssigkeitszufuhr. Grundsätzlich führen alle Opioide zur Obstipation. Daher ist es ein **Kunstfehler, wenn nicht gleichzeitig mit einem Opioid ein Laxanz verordnet wird** (außer bei Ileostoma-Trägern, die häufig unter flüssigen Stuhlgängen leiden). Neben der Obstipation treten Übelkeit, Inappetenz und Tenesmen auf. Die Diagnostik ist klinisch. Die Röntgenübersichtsaufnahme kann

Palliativmedizin

Skybala sichtbar machen, sie dient daher zum Ausschluss eines Ileus. Therapeutische (und diagnostische) Maßnahmen müssen immer vom Zustand des Betroffenen abhängig gemacht werden, so dass von einer operativen Intervention, die möglicherweise anstände, auch einmal Abstand genommen werden muss

Wirkprinzip	Substanz	Dosierung	Wirkeintritt	Wichtiger Hinweis

1: <u>Hydragog durch Bindung von Wasser</u> im Darm (**Vermehrung der Stuhlmasse**)

	Agiolax® Leinsamen	10 g	12-24 h	Mit viel Flüssigkeit einnehmen

2: <u>Aufweichende Substanzen</u> durch Osmose (**Wasserresorption**) Stimulation der Peristaltik

- Salinisch	Glaubersalz Natriumsulfat	10 - 20 g	2-4 h	Natriumresorption (Hyperhydratation)
	Na-Picosulfat (**Laxoberal**®)	10-20 Gtt	2-4 h	
- Zucker	Lactulose (**Bifiteral**®)	2-3 x 15 ml	8-12 h	Cave: Meteorismus
	Lactulose (**Eugalac**®)	1-2 x 20 ml	8 h	bei Pankreas-NPL oder
	Sorbit (**Microklist**®)	1 Klysma	1 h	hepatobiliäre Filiae
- Na-Hydr.-Carb. (**Lecicarbon**®)		1 Supp	0,5-1 h	

3: <u>Stimulierende Substanzen</u> durch **Förderung der Darmperistaltik** und Elektrolytumkehr

- Phenolphtalein	Bisacodyl (**Dulcolax**®)	1x10 mg rect.	0,5 h
	Bisacodyl (**Dulcolax**®)*	1x10 mg oral	6-8 h
- Glycosid	Sennosid (**Liquidipur**®)	15 ml	10 h

4: <u>Gleitmittel</u>. **Erhöhung der Gleitfähigkeit** ohne Osmose

	Paraffin (**Agarol**®)	1-2 Eßl (5-10 mg)	12-36 h	Häufig in Verbindung mit Rhizinus angeboten

5: Andere Substanzen

- <u>Hyperosmolares Röntgenkontrastmittel</u>. Starke Wasserbindung

	(**Gastrografin**®)	50-100 ml	1-2 h	Cave: Hyperthyreose

- <u>Förderung der Peristaltik</u> (Kontraktion der glatten Muskulatur).

	Neostigmin (**Prostigmin**®)	2-4 mg in 500 ml Gl 5%	Über 24 h zuführen
	Ceruletid (**Takus**®)	0,3 μg/kg KG i.m./i.v.	

- Füllsubstanz mit Wasserbindung und Durchdringung der Stuhlsäule

	Macrogol 3350 (**Movicol**®)[1]	1-2 Btl	6-8 h

- Die gleichzeitige Einnahme von Antibiotika schwächt die Wirkung des Bisacodyls ab. Die opioidinduzierte Obstipation erfordert nicht selten eine Kombination unterschiedlicher Substanzen mit unterschiedlichen Wirkungen: z.B. Gleitmittel (4) und stimulierender Substanz (3).
- [1] Bei dieser neuen Substanz zur kontinuierlichen Gabe wird Wasser nicht mehr der Darmwand entzogen, sondern direkt an die Pallets der Substanz gebunden und somit in die Stuhlsäule direkt gebracht. Dieser Vorteil scheint vor allem bei der opioidinduzierten Obstipation zum Tragen zu kommen

Palliativmedizin

Die Anwendung von **Gastrografin**® und **Takus**® sollte der Notfallsituation vorbehalten bleiben, bei der eventuell unter Sedierung auch eine digitale Ausräumung in Verbindung mit einem direkten Parasympathomimetikum erfolgen muss.
Die Erfahrungen mit Laxantien sind recht unterschiedlich. Daher kann eine allgemeingültige Empfehlung nur bedingt gegeben werden. In unserem Hause hat sich folgendes Vorgehen bewährt: Bisher liegen gute Erfahrungen im Einsatz von **Movicol**® vor. Bleibt **Lactulose oder Bisacodyl** (**Dulcolax**®) **wirkungslos**, wird nachfolgend Macrogol (**Movicol**®)eingesetzt. Dabei kann es möglich sein, dass als Initialtherapie 3-4 Beutel am ersten Tag notwendig sind. In der Regel ist dann die Fortführung dieser Therapie mit 1-2 Beuteln pro Tag unproblematisch. Wenn mehr als 2 Beutel pro Tag notwendig sind, sollte **Movicol**® mit **Dulcolax**® **kombiniert** werden.

Eine **Kombination** von **Bifiteral**® oder **Agarol**® mit **Laxoberal**® oder **Liquidipur**® kann ebenso hilfreich sein. **Gastrografin**® wenn alle Mittel versagen.

Weit fortgeschrittene Tumoren des oberen Gastrointestinaltraktes führen zu Übelkeit, Erbrechen, Obstipation und kolikartigen Schmerzen des Abdomens. Die fortgeschrittene Peritonelakarzinose ist ebenso ein Beispiel für die **Obstruktion**, die mit einem paralytischen Ileus einhergehen kann. Ziel der Therapie muss die Behandlung der Schmerzen und des Erbrechens sein. **Erbrechen** kann mit Haloperidol 2-3 x 3-5 mg in Verbindung mit Kortison (Dexamethason 24 mg initial, Erhaltungsdosis 2-4 mg) behandelt werden. Da die Obstruktion in der Regel mit einer erhöhten gastrointestinalen Sekretion einhergeht, kann **Oktreotid**® sehr hilfreich sein. Die Tagesdosierung liegt bei 2-3 x 0,5 mg. Hierunter nehmen die Sekretionstätigkeit und die Darmmotilität ab. Da eine intraluminäre Elektrolytverschiebung mit Zunahme der Wasserreduktion stattfindet, kann **Oktreotid**® in besonders hartnäckigen Fällen auch zur **Behandlung einer Diarrhöe** eingesetzt werden, wenn kausale Maßnahmen versagen. Die Kosten für diese Substanz betragen für 1 ml ca. 12,- EURO.

Dyspnoe

Schmerz und Dyspnoe sind die am häufigsten genannten Befürchtungen von Tumorpatienten. Die *Dyspnoe* ist das subjektive Empfinden des Patienten wenn er von der Atemnot spricht und ist nicht identisch mit Tachypnoe und Hyperventilation. Die häufigsten tumorbedingten Gründe sind die bronchiale Obstruktion (direkt oder peribronchiale Lymphome) ein Pleuraerguß oder pulmonal die Lymphangiosis carcinomatosa. Die Ruhedyspnoe, der Reizhusten und das Röntgenbild sichern den Befund. Andere, nichttumorbedingte Ursachen sind *rezidivierende Lungenembolien* und *Strahlenfibrosen*. Weitere Ursachen wie die Linksherzinsuffizienz unter Antracyclinen oder eine Anämie ergänzen neben psychischen Faktoren, die mit Angst verbunden sind, das Gesamtspektrum.
Die **Therapie** dieses Symptoms ist immer interdisziplinär anzugehen, da zytostatische Chemotherapien bspw. beim kleinzelligen Bronchialkarzinom z.B. mit Etoposid oder die externe Bestrahlung eine sehr gute Linderung bringen.
Die am häufigsten eingesetzten Substanzen bei der Dyspnoe sind Kortison, Opioide und Sedativa. Die Gabe von Sauerstoff hilft dem Betroffenen nur insofern, als dass ihm (aus psychischer Sicht) *„Sauerstoff gut tut"*.
Bei vorausgegangener COLD hat sich die **Inhalation** *von 20 mg Morphin* in 20 ml NaCl bewährt, die zusammen mit **Beta-Sympathomimetika**: Fenoterol, Salbutamol oder, falls eine subcutane Morphinpumpe im Einsatz ist, 1000 mg **Bricanyl**/24 Stunden verabreicht

werden können. Ebenso wie Morphin wirkt **Fentanyl** 0,1 mg in 20 ml NaCl gelöst **Morphin mindert den Atemantrieb bei Hyperkapnie**. Es wirkt anxiolytisch in Dosierungen von 4-5x5 mg bzw. 2x10 mg in Retardform wenn zuvor *keine* Opioidtherapie stattgefunden hat. Wie bei der Schmerzeinstellung: *Morphin am Symptom zu titrieren*. **Sedativa** in Form von Benzodiazepinen können oral (Lorazepam 3 x 1 mg oder Temazepam) und Midazolam 10 - 15 mg/24 Stunden kontinuierlich subcutan (z.B. Via „Morphinpumpe") oder rektal als Diazepam 10 - 20 mg appliziert werden. Phenothiazine wie Promethazin 2 x 25 - 50 mg oder Levopromazin 2 x 12,5 mg (Cave: Hypersekretion) führen zu einer stärkeren Sedierung. Auf unserer Station hat sich **Tavor® ex pidet** als das Mittel der Wahl heraus gestellt. Bei der Behandlung der Pleuritis carcinomatosa und der Strahlenfibrose spielen **Kortikosteroide** eine dominierende Rolle. Dexamethason muss initial in Dosierungen von 24-36 mg bis zu einer Erhaltungsdosis nach Bedarf über eine Woche appliziert werden. Die Erfolge sind hervorragend. Dabei muss immer an die erhöhte Infektgefährdung gedacht werden, so dass prophylaktisch ein Antimykotikum mit verordnet werden sollte.

Todesrasseln

Mit zunehmender körperlicher, muskulär bedingter Schwäche, können Sekrete im Rachenraum nicht mehr adäquat abgehustet werden. Mit der gleichzeitig einsetzenden Bewusstseinstrübung nimmt der Betroffene das atemsynchrone Rasseln nicht mehr wahr. Diese Situation stellt vor allem für die Angehörigen eine Bedrohung dar. Bevor als ultima ratio-Handlung das reflektorische, sehr unangenehme nasopharyngeale Absaugen erfolgt, kann eine Therapie mit einem Anticholinergikum z.B. **Butylscopolamin 20 mg/24 h** (i.v. oder s.c.) oder **Scopolamin 0,3 mg s.c. pro Tag** erfolgen. Beim Scopolamin gehen die Meinungen allerdings erheblich auseinander. Möglicherweise wird es diese Substanz aufgrund EU-rechtlicher Bedingungen nicht mehr geben

Palliative Therapie beinhaltet mehr als nur die Behandlung der hier genannten Symptome. Es sind vor allem pflegerische und somit therapeutische Konzepte. Dazu zählt die Kommunikation mit Angehörigen und Patienten und die Begleitung in der Terminalphase, die Aspekte der Sterbebegleitung einbeziehst.

Es ist keine persönliche Niederlage, wenn Ihre Therapie erfolglos bleibt
Wenden Sie sich deshalb nicht von Ihrem Patienten ab, wenn Sie glauben, dass Sie nichts mehr für ihn tun können.

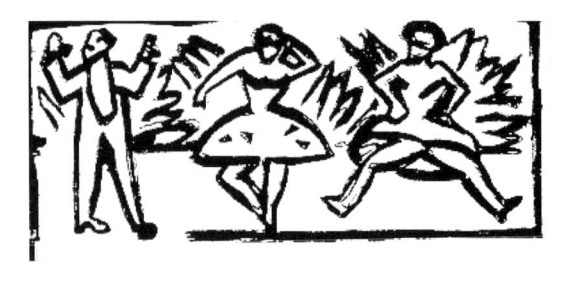

Port- und Pumpensysteme

- Kontinuierliche Analgesie
- Procedere der Port- und Pumpenimplantation
- Titration
- Techniken der Port- und Pumpenimplantation
- Komplikationen

Kontinuierliche Analgesie über Port- und Pumpensysteme

Port-Systeme bestehen aus einem Spinal/Periduralkatheter und einer Portkammer. Bevor die Implantation eines Katheters erfolgt, sollte man sicher sein, dass die epidurale oder intrathekale Morphinapplikation zum gewünschten Erfolg führt. Dazu wird eine Testphase für ca. 3 Tage eingeleitet.

Wenn feststeht, dass ausschließlich eine **externe Pumpe** (s.d) zum Einsatz kommen soll, kann von vornherein ein Port-System verwendet werden, dessen Katheter den kleinsten Außendurchmesser (max. 0.9 mm) hat, der über eine 16 G-Kanüle (zur Periduralpunktion) in den Spinalkanal eingeführt wird. Dieser Katheter ist später **nicht für den Anschluss an eine implantierbare Pumpe geeignet,** weil eine Konnektion desselben mit einem Konnektor zum Pumpenkatheter bzw. mit der Pumpe selbst aufgrund der unterschiedlichen Durchmesser nicht möglich ist. Der Nachteil eines solchen Katheters ist die extreme Flexibilität. Ein Abknicken des Katheters führt unweigerlich zur Unterbrechung der Zufuhr. Besteht Unsicherheit, ob nicht doch eine Pumpe nach vorhergehender Port-Implantation eingesetzt werden soll, kann ein großlumiger Katheter verwendet werden, der mit dem späteren Pumpensystem kompatibel ist. Der Vorteil ist darin zu sehen, dass später nur noch die Port-Kammer gegen die Pumpe ausgetauscht werden muss.

Der Patient bzw. die Patientin sollte eingehend darüber aufgeklärt werden, weshalb dieser Schritt notwendig ist: Sie werden häufig mit folgenden Fragen konfrontiert:

---

* Stellt die Pumpe die letzte Möglichkeit dar, meinen Schmerz zu lindern?

* Bedeutet das für mich das Ende meiner Krankheit?

* Wann wird die Pumpe bzw. das Port-System wieder entfernt?

* Ich habe Angst, dass das System nicht funktioniert. Kann mein Hausarzt denn damit umgehen?

* Was ist, wenn die Pumpe nicht funktioniert?

Dazu folgende Tipps:

Beziehen Sie immer eine Vertrauensperson des Patienten in das Aufklärungsgespräch mit ein.
Erklären Sie, dass die tragbare Pumpe dazu dient, das individuelle Optimum der Schmerztherapie herbeizuführen.
Die Pumpe kann entfernt werden, wenn andere Therapieverfahren (z.B. Bestrahlung) Schmerzen in gleicher Intensität lindern können. Versuchsweise kann nach 2 Monaten (der Akzeptanz) das Analgetikum kontrolliert reduziert werden.
Der Hausarzt wird von Ihnen in die Pumpenbedienung eingewiesen. Erklären Sie anderen Kollegen das Pumpenprinzip, so dass immer ein Ansprechpartner da ist.

Procedere der Port- und Pumpenimplantation

1. Implantierbares Port-System mit externer Pumpe

Die Port-Kammern sind aus Edelstahl oder Kunststoff. Mit der Kammer verbunden ist der in der Regel intrathekal liegende Katheter. Bei den Port-Kammern werden Systeme unterschieden, bei denen ein Katheter direkt mit der Kammer* verbunden ist, der dann mit dem Intrathekalkatheter in der Axillarlinie konnektiert wird. Bei einem anderen System wird der Intrathekalkatheter direkt an die Port-Kammer* angeschlossen.

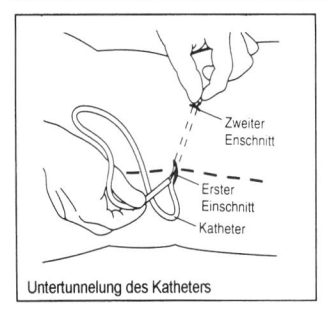

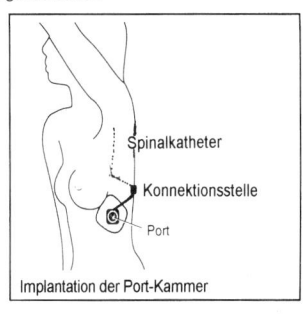

Untertunnelung des Katheters

Implantation der Port-Kammer

Der Katheter wird lumbal in den Segmenten L2/L3 oder L3/L4 mit einer 14 G-Kanüle* eingeführt, da die Segmente L4/L5 oder L5/S1 intensiveren Bewegungsmustern ausgesetzt sind. Das Herausgleiten des Katheters aus dem Intrathekalraum wird somit minimiert. Die Katheterspitze wird unter Röntgenkontrolle (z.B. mit Conray 250 **M**® oder Solutrast **M**®) bis in das schmerzführende Segment (lumbal, thorakal, cervikal) vorgeschoben. Die Fixierung des Katheters erfolgt über spezielle Knickhülsen (Leider nur bei Kathetern mit einem Außendurchmesser von ca. 1,5 mm möglich: z.B. Arrow, Medtronic). Der Katheter wird bis zur Axillarlinie untertunnelt und hier konnektiert oder bis zur vorderen Bauchwand unterhalb des Rippenbogens, wo er mit der Port-Kammer verbunden wird, verlegt. Die Untertunnelungsnadel* wird dabei in zwei bis drei Schritten (je nach Länge der Nadel) bis zur Konnektionsstelle subcutan eingeführt. Die Port-Kammer muss bei stärkeren Fettschichten an der unteren Thoraxwand (die Rippe dient als Widerlager) an der Muskelfascie festgenäht werden. Bei kachektischen Menschen soll die Kammer unterhalb des Rippenbogens auf dem linken Oberbauch (bei Rechtshändern) fixiert werden.

Die Punktion des Intrathekalraumes ist am einfachsten, wenn der Patient eine Bauchlage toleriert. Hier kann von paravertebral aus die Nadel so eingebracht werden, dass diese vom Pedikel des unter dem avisierten Processus spinosus befindlichen Wirbelkörpers im Winkel von ca. 45 Grad streng mittellinig der Intrathekalraum völlig einfach punktiert werden kann, ohne Gefahr zu laufen, dass die Nervenwurzel im Neuroforaminalbereich tangiert wird.

Wenn feststeht, dass nach der Titrierung eine implantierbare Pumpe eingesetzt werden soll, ist es ratsam, von vornherein einen Katheter* zu legen, der sowohl mit der Port-Kammer als auch mit der Pumpe kompatibel ist, so dass nur noch ein Auswechseln der Kammer mit der Pumpe erfolgt. Sind Katheter und Port-Kammer miteinander verbunden, erfolgt eine Probeaspiration mit einer Spezialnadel*. Diese Nadeln liegen dem System bei oder können separat bezogen werden. Nach Liquoraspiration wird die externe Pumpe* angeschlossen.

*Nähere Produktbeschreibung s. Seite 150

Titration

Um herauszufinden, wie hoch die tägliche Opioidmenge sein muss, um eine adäquate Schmerzlinderung zu erreichen, werden nach einer Bolus-Injektion (loading dose), die 20-30 % der errechneten Äquivalenzdosis beträgt, von uns **stündlich** 1 mg Morphin intrathekal mit einer externen Pumpe kontinuierlich verabreicht, bis die Schmerzreduktion ca. 50 % der bisher unter der oralen Morphingabe erreichten Schmerzlinderung beträgt. Dieses Vorgehen setzt eine lückenlose Überwachung des Patienten voraus.

Beispiel:	Bisherige Schmerzlinderung nach VAS auf 60 % bei 1000 mg (300-300-400 mg) MST® oral. Angestrebtes Ziel: VAS 30 %
Procedere:	50 % der morgendliche **oralen** Dosis MST® weitergeben = 150 mg MST®.
Bolusdosis:	1000 mg: 180 (Umrechnungsfaktor oral: intrathekal) x 0,3 (s.o.) = **1,5 mg**. Danach erfolgt der Anschluss einer externen Pumpe: **Dosierung:** 1 mg Morphin pro Stunde Ist nach 3 Stunden eine Vase-Bewertung von 30 - 40 % erreicht, beträgt die **tägliche Richtdosis** 3 x 1 mg + 1,5 mg (Bonusdosis) = 4,5 mg

Zur Titrierung verwenden wir eine _50 ml-Kassette mit 250 mg Morphin: 1 ml = 5 mg_ Die Flussrate beträgt _0,2 ml / h = 1 mg / h._ Zu beachten ist, dass das Füllvolumen der Port-Kammer **und** des Katheters ca.0,8 ml betragen.

0,1 ml = 0,5 mg. (1 ml = 5 mg).   Das Füllvolumen beträgt: 0,8 ml x 5 mg = 4 mg
                                          Die Bolusmenge beträgt: **0,3 ml** x 5 mg = **1,5 mg**

In diesem Beispiel werden **1,1 ml Morphin einer 0,5%igen** Lösung als Gesamt-Bolus verabreicht. Wenn nach einer Dauer von 4-5 Tagen eine stabile Schmerzreduktion eingetreten ist, kann auf eine tägliche Fixdosis übergegangen werden.

Tritt während der Titrationsphase nicht der gewünschte Erfolg ein sondern Zeichen der Überdosierung **ohne adäquate Schmerzlinderung**, ist davon auszugehen, dass Morphin allein nicht den gewünschten Erfolg bringt. Unter Reduzierung des Morphins kann gleichzeitig **Clonidin 0,3 - 0,6 mg** täglich (unter Berücksichtigung der Nebenwirkungen (S.72) oder ein **Lokalanästhetikum** (z.B. stündlich 0,5 ml einer 0,125 - 0,25 %igen Lösung) eingesetzt werden. Ist auch hierunter keine adäquate Linderung zu erreichen, sollte unter langsamer Reduzierung aller intrathekal verabreichten Medikamente über 2 Tage zeitgleich mit einer oralen Gabe eines anderen Opioids (s.Opioidwechsel) begonnen werden. Der Grund für das Nichtansprechen kann nach Ausschluss einer Diskonnektion oder Fehllage des Katheters auch ein intraspinaler Liquorstop bei vertebragener Metastasierung sein.

Bei allem Vorgehen muss sichergestellt sein, dass eine ausreichende Kontrolle der Vitalparameter stattfindet. In der Phase der Titration muss mind. alle 20 Minuten ein persönlicher Kontakt erfolgen. Ist dieses Vorgehen nicht möglich, muss die Einstellung auf der Intensivstation vorgenommen werden.

Technik der intravenösen Port- und Katheterimplantation

Technik der intravenösen Port-Implantation *

Vor der Implantation wird ein intravenöser Zugang am Arm gelegt. Der Pat. wird sediert (1). Es erfolgt die Desinfektion der oberen Brustapertur. Danach das Abdecken und die lokale Infiltration der Punktionsstelle und der Porttasche. Inzision ca. 1cm subclaviculär und Punktion der V. subclavia. Einführung des Mandrains und darüber den (Dil) Dilatationskatheter. Jetzt wird der innen liegende Katheter entfernt und durch den verbleibenden äußeren Dil.-Katheter der Port-Katheter* geschoben. Lagekontrolle des Katheters (Bildwandler). Der Dil.-Katheter wird mittels Spaltung langsam zurückgezogen. Der Katheter muss nun durchgespült werden (2). Danach wird die Porttasche präpariert und der Katheter bis auf die gewünschte Länge mit einer Kornzange hindurchgezogen und konnektiert. Die Portkammer muss fixiert werden. Es erfolgt die erneute Aspiration mit einer Huber-Nadel*! (liegt dem System bei), dann **durchspülen** und allgem. Wundverschluss.

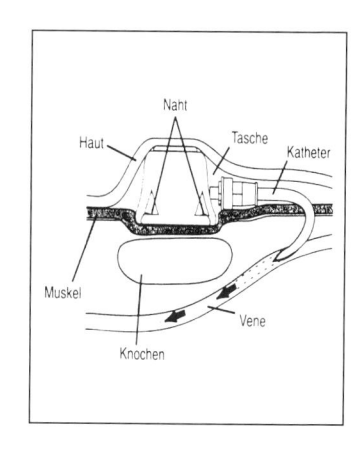

(1) Sedierung mit 15 mg Piritramid und 5 mg Midazolam in 250 ml Kochsalzlösung. Tropfgeschwindigkeit nach Bedarf.

(2) Durchspülen mit Lösung: 10 ml NaCl und 1000 E Heparin. *Produktbeschreibung S. 150
Perioperative Antibiotikagabe nicht vergessen (z. B. 2 g Cefotaxim).

Technik der intrathekalen Katheter-implantation mit subcutanem Port-System

Die intrathekale Punktion erfolgt mit einer 14 G-Kanüle. Zuvor wird ein ca. 4 cm langer Schnitt ca. 1 cm lateral der Mittellienie gesetzt. Einführen des Katheters und dann die Nadel zurückziehen. Entfernen des Mandrains. Anschließende röntgenologische Kontrolle der Katheterspitze. Danach Untertunnelung des Katheters in zwei Schritten. Die Port-Kammer wird subcutan im Bereich der vorderen Bauchwand oder der unteren Thoraxwand implantiert. Sie sollte an mindestens 3 Ösen fixiert werden. Der an der Port-Kammer fixierte Katheter wird mit dem Intrathekalkatheter im medioaxilläreren Bereich konnektiert. Soll eine Pumpe ohne fixierten Schlauch mit dem Intrathekal-Katheter verbunden werden, muss der Katheter von vornherein bis zur Porttasche gelegt werden. Zur Sicherheit kann im medioaxillären Raum eine Schlaufe mit dem Katheter gelegt werden, um das Herausgleiten aus dem Intrathekalraum zu verhindern. Der Intrathekalkatheter wird mit einer Fixationshülse am hinteren Längsband festgenäht. Zur Sicherheit kann die Port-Kammer nochmals punktiert und mit einer Spezialnadel Liquor aspiriert werden. Danach erfolgt der allgemeine Wundverschluss.

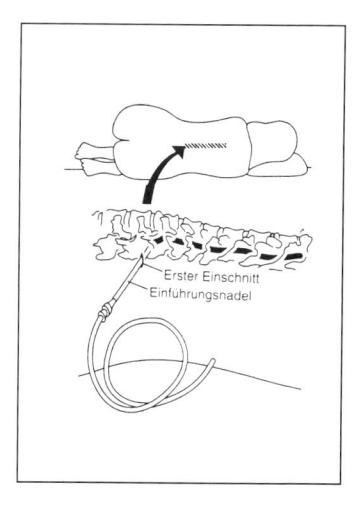

Technik der Pumpenimplantation

Die **Indikation zur Implantation** einer Pumpe nach erfolgreicher Titration (S. 100) **bei Tumorpatienten ist** ohne Nennung spezieller Gründe nur **extrem seltenen notwendig**, da externe Pumpen die gleiche Funktion haben, darüber hinaus wiederverwendbar sind und eine Bolusfunktion haben. Die implantierten Pumpen dürfen lt. **Hersteller nicht resterilisiert** werden und sind somit nicht wiederverwendbar (obgleich beim selben Patienten manchmal anders verfahren wird. Beim Sterilisieren 2 ml NaCl in der Kammer lassen). Nachteilig ist auch, dass spätere **Kernspintomographieuntersuchungen nur mit Einschränkung** möglich sind, da es zu erheblichen Artefaktbildungen kommen kann und difizile Interpretationen erschwert sind. Eine Beschädigung der gasdruckbetriebenen Pumpen infolge des hohen Magnetfeldes findet lt. Hersteller nicht statt. Schriftlich wird dieses nicht garantiert.

Es werden gasdruckbetriebene* = konstanter Flow und elektronische*= konstanter und variabler Flow unterschieden. Elektronische Pumpen kommen fast nur zur intrathekalen Behandlung spastischer Paresen mit **Baclofen** (Lioresal®) in Betracht(1). Bei **Pumpen mit einem** Septum*, dient dieses sowohl der Bolus-Injektion als auch zum Füllen. Andere **Modelle* mit 2 Septen** haben zur Bolusgabe ein eigenes Septum (side port). Diese Septen sind unterschiedlich stark erhaben und von außen mehr oder minder gut tastbar. **Zum Füllen nur Spezialnadeln* verwenden**. Das Füllen der Pumpen mit eigenem, meist zentral gelegenem Septum, ist aus Sicherheitsgründen nur unter Einsatz eines hohen Stempeldrucks möglich

(1) Übersteigt die orale Baclofenmenge 100 mg und ist bei einer weiteren Steigerung keine Besserung zu erzielen, kann eine intrathekalen Testung von Baclofen in drei Schritten den Erfolg einer späteren kontinuierlichen Gabe festlegen: 1.Tag 0,025 mg Baclofen intrathekal appliziert als Bolus-Gabe. Wenn keine Wirkung nach der Asworth-Scala am 2.Tag erreicht wurde weiter mit 0,05 mg, ggf. am 3.Tag mit 0,075 mg bis max. 0,1 mg. Hierzu sei auf einschlägige Literatur hingewiesen[33]

Technik der Implantation

Zuvor wird das Modell mit der entsprechenden Flussrate festgelegt. Unter sterilen Bedingungen erfolgt dann intraoperativ das Füllen der Pumpe. Die in der Pumpe befindliche Flüssigkeit wird abgelassen, aufgefüllt und in ein Wasserbad gelegt, (gemäß der beiliegenden Gebrauchsanweisung) das eine gleichbleibende Temperatur von ca. 40°-60° Grad Celsius aufweisen soll. Das Pumpenseptum soll nicht im Wasserbad liegen. Beim Auffüllen muss nach Gabe der ersten 5 ml der Inhalt der Pumpe passiv zurücklaufen, erst dann wird der restliche Spritzeninhalt weitergeleitet. Danach Auffüllen des Boluskanals. Sobald sich aus dem Katheter, der nicht im Wasserbad liegt, sondern über dem Wassergefäß hinweghängt, ein Tropfen entleert, ist die Pumpe zum Implantieren geeignet. Dabei soll die Präparation der Pumpentasche bereits erfolgt sein. Ein 10 cm langer halbmondförmiger Hautschnitt unterhalb des Rippenbogens mit Freipräparierung bis auf die Muskelfascie erfolgt nach den gleichen Kriterien wie bei der Port-Implantation. Das Katheterende wird bis auf die gewünschte Länge gekürzt, wobei direkt an der Unterseite der Pumpe eine Reserveschlinge gelegt werden kann. Diese Schlinge soll nicht an der Unterkante der Pumpe liegen, damit nicht bei Punktionen der Pumpentasche (s. Komplikationen) der Katheter beschädigt wird

.* Produktbeschreibung s.S. 150

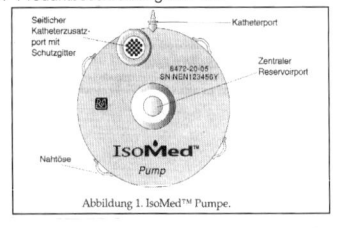

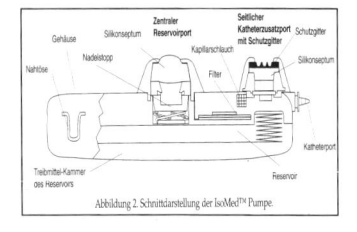

Abbildung 1. IsoMed™ Pumpe.

Abbildung 2. Schnittdarstellung der IsoMed™ Pumpe.

Technik der Pumpenimplantation

Punktion der Port-Kammer

Zur Punktion der Kammer werden Spezialnadeln mit Huber-Schliff (z.B. **Gripper-Nadeln***) in unterschiedlichen Längen verwendet. Ein Wechseln der Nadel ist nach ca. 14 Tagen notwendig, vorausgesetzt, die Punktionsstelle ist nicht entzündet. Grundsätzlich gilt, die Nadel liegen zu lassen, wenn nicht sichergestellt ist, dass ein fachkundiges Auswechseln erfolgt.
Punktion: 1. Füllen des Grippernadel-Schlauches. 2. Chirurgische Desinfektion der Injektionsstelle durch nach außen gerichtete Kreisbewegungen. Mit sterilen Handschuhen wird nun mit Daumen und Zeigefinger die Port-Kammer gehalten, mit der anderen Hand die Gripper-Nadel zentral auf den Boden der Kammer gerichtet. Mit hohem Widerstand ist zu rechnen. Die Nadel liegt nur sicher in der Kammer, wenn diese mit einem hörbaren „Klick" den Kammerboden berührt. Liegt der Katheter im Spinalkanal, läuft passiv bei richtiger Lage der Nadel Liquor. Den Zugang niemals geöffnet lassen während die Nadel in der Port-Kammer liegt. Regelmäßige Spülungen zwischen den Anwendungen sind nicht erforderlich.

Füllen der Medikamentenpumpe

Die Verwendung entsprechender Universalsets ist ratsam. Dabei sollten grundsätzlich nur die hierfür in Frage kommenden **Spezialnadeln von 24 G** (Huber-Schliff) verwendet werden.

Vorgehen:
1. Vorbereitung des Medikamentes, das auf die Gesamtflüssigkeit entsprechend des Pumpeninhaltes (z.B. 35 ml) verdünnt wird
2. Desinfektion der Haut
3. Auflegen eines Lochtuches und Tasten des zentralen Auffüll-Septums unter sterilen Bedingungen
4. Punktionsnadel mit dem Zuleitungsschlauch verbinden, den Hahn schließen, die leere Spritze aufsetzen
5. Exakte senkrechte Punktion der Kammer, dann den Absperrhahn öffnen. Pumpeninhalt passiv zurückfließen lassen. **Niemals aspirieren**
6. Absperrhahn schließen, zurückgelaufene Menge notieren im Pumpenpass registrieren
7. Aufsetzen der Füllspritze und unter leicht federndem Vorspritzen nach 5 ml Pumpeninhalt passiv zurücklaufen lassen. Jetzt den Gesamtinhalt einfüllen.

Beim Verdacht eines Pumpen/Katheterverschlusses bzw. nachlassender Analgesie erfolgt eine röntgenologische Lagekontrolle. Dabei kann über das Bolusseptum (Side-Port) bzw. über eine Bolusnadel Röntgenkontrastmittel (z.B. Solutrast 250 **M**®) appliziert werden. Anschließend unbedingt mit Kochsalz nachspülen.

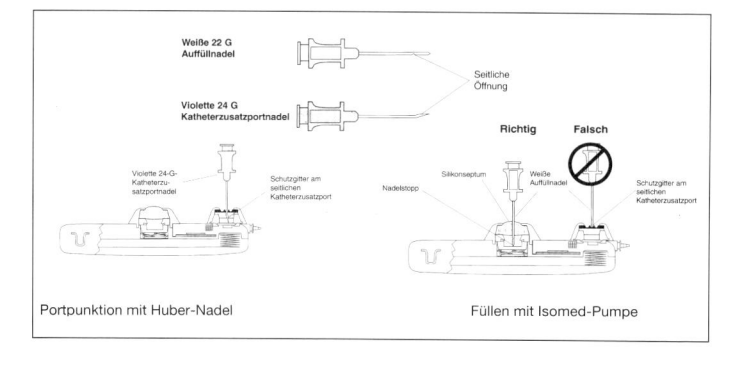

Portpunktion mit Huber-Nadel | Füllen mit Isomed-Pumpe

Komplikationen bei der Port- und Pumpenimplantation

Externe Pumpe, Port-System

Das System fördert nicht, der Injektionsdruck ist zu hoch. Zuerst überprüfen, ob der Weg vom Pumpenreservoire zur Nadel frei ist. Danach überprüfen, ob die „GripperNadel" richtig in der Port-Kammer steckt. Nadel herausziehen und durchspülen. Cave: nach Verwendung von Röntgenkontrastmittel muß unmittelbar danach das System durchgespült werden. Verstopfungen der Nadel können bei hochkonzentrierten Morphin-Lösungen (4 %) auftreten, wenn diese mit einer zu geringen Flussrate (< 0,2 ml/h) verbunden ist. Nadel erneut legen und aspirieren bei intrathekaler Lage des Katheters. Bei negativer Aspiration ist das System verstopft oder der Katheter ist aus dem Intrathekalraum herausgerutscht*. **Konsequenz:** Erneuerung des Systems. Um die intrathekale Lage nachzuweisen kann die Gabe von 2-3 ml Ultracain 1% erfolgen. **Cave**: (Betr. **Nichtanästhesisten**) *Bei intrathekaler Lage des Katheters* tritt hierunter innerhalb weniger Minuten eine komplette motorische - meist beinbetonte - Parese für 1-2 Stunden ein. Deshalb ist bei diesem Vorgehen immer ein intravenöser Zugang zu legen. *Ist der Katheter herausgerutscht, tritt weder eine sensible noch motorische Parese auf.*

* Häufig treten gleichzeitig Entzugserscheinungen auf: Unruhe, Kältezittern etc. (S. 65).

Trotz erhöhter Dosis keine suffiziente Analgesie. Ist eine Leckage im zuführenden System oder ist der Katheter in den Periduralraum gerutscht? Konsequenz: 1. Aspiration. Ist diese positiv, kann von einer Progredienz des Tumorwachstums ausgegangen werden oder der Katheter ist auf ein segmentales Niveau herabgerutscht, das es nicht mehr erlaubt, insbesondere bei geringer Flussrate, das eigentliche Schmerzniveau zu erreichen. Ist die Aspiration negativ, erfolgt eine röntgenologische Darstellung des Systems (Jodkonzentration mind. 200 mg/ml). Danach **unbedingt nachspülen.** Bei periduraler Lage füllen sich die Wurzeltaschen. Konsequenz: Erneuerung des Systems.

Infektion der Port-Tasche. Entleert sich putriedes Sekret muss das System entfernt werden. Über die liegende Nadel 3 ml Flüssigkeit (darin sind ca. 2 ml Liquor enthalten) aspirieren und die Nadel entfernen. Separate Punktion des Liquors, bakteriologische Aufarbeitung und sofortige Gram-Färbung beider Lösungen. Zeitgleich in äquipotenter Dosierung Weiterführung der Opioidtherapie. Ist die Portflüssigkeit (3 ml) Grampositiv, muss das System komplett entfernt werden. Eine zusätzliche Antibiotika-Gabe (intravenös, weil oral immer unzureichende Konzentrationen am Ort der Infektion) ist nur erforderlich, wenn das separate Asparat positiv ist, auch wenn „noch" keine klinischen Zeichen der Bakteriämie vorhanden sind. (Bei Tumorpatienten mit supprimiertem Immunsystem häufig vorhanden). Da überwiegend Staphylokokkus epidermis oder aureus (>50 %) gefunden werden, ist mit einer sofortigen Gabe eines Cephalosporins zu beginnen. Beispielsweise 3 x 2 g Claforan bzw. Vancomycin-Therapie - Cave: Nephrotoxizität insbesondere bei Cisplatin-Therapie -.

2. Interne Pumpe

Serombildung. Diese kann vermieden werden, wenn gewebeschonend operiert wird. Daher Vorsicht bei der Abtragung von Fettgewebe bei korpulenten Menschen, um den Abstand Haut und Pumpe zu verringern. Je glatter die Oberfläche einer Pumpe ist, desto seltener ist die Entstehung eines Seroms. Die Pumpe sollte immer an mind. 2 Ösen fixiert sein, damit sie sich nicht in der Tasche bewegen kann. Konsequenz: Abpunktieren

Komplikationen bei der Port- und Pumpenimplantation

des Seroms, das manchmal mehrere Tage hintereinander notwendig ist. Die Menge, die durchaus 300 ml betragen kann, wird von Punktion zu Punktion weniger, es bildet sich eine Fibrinschicht: *noch mal Glück gehabt. Eine weitere Therapie ist nicht erforderlich.* Im Zweifel kann **Traumanase**® eingesetzt werden. Dosierung: tägl. 3x3 Drg.

Nachlassende Schmerzlinderung nach Pumpenimplantation. Unter Titrierung mit einer externen Pumpe sehr gute Schmerzlinderung. Jetzt, nach Implantation der Pumpe, plötzlich alles anders, obwohl die gleiche Morphin**dosis** verwendet wird. Nun, haben Sie bedacht, dass Sie beim Titrieren und bei der endgültigen Therapie stets die gleiche Flüssigkeits**menge** pro Zeiteinheit geben müssen, auch wenn die Dosis gleich ist?

Liquorfistel. Versuchen Sie, durch eine Wundrevision (zusätzliche Naht) eine „interne" **Kompression** herbeizuführen. Cave Katheter. Der Patient sollte liegen bleiben (Kopfschmerzen), um eine „externe" Kompression vorzunehmen. Leider führt eine vermehrte Flüssigkeitszufuhr nicht zu einer gesteigerten Liquorproduktion, denn die Liquorproduktion von 20 ml pro Stunde ist konstant.

Besondere Hinweise zur PORT-Pflege

Prophylaxe von Okklusionen

1. Katheterspülung bei **intravenösen** Systemen
Nach jeder Injektion bzw. Blutentnahme mit 5 ml NaCl und 500 IE Heparin nachspülen. Bei intrathekaler Lage nur NaCl verwenden insbesondere nach Kontrastmittelgabe.

2. Prophylaxe zur Koagelbildung, bei seltenem Gebrauch des intravenösen Systems.
Wird das System nicht ständig genutzt, sollte einmal pro Monat mit 5 ml NaCl und 500 IE Heparin (Heparin-Lock) nachgespült werden. Dabei wird der letzte Milliliter beim Herausziehen der Nadel gespritzt. Das Entstehen eines Unterdruckes wird somit durch das Herausziehen der Nadel vermieden.

3. Prophylaxe bei parenteraler Ernährung
Alkohol-Lock: 5 ml NaCl mit 1 ml 45%igem Alkohol verdünnen und über 1 Minute spritzen. Danach Heparin-Lock.

Freispülen verschlossener Systeme

Beim **intravenösen** System zuerst prüfen, ob die Nadel nicht im Silikon-Septum liegt oder die Nadel mit einem Stanzzylinder verstopft ist. Handelt es sich um einen V. subclavia Katheter kann die Ursache auch nur in der Verlegung bzw. im Knick des Katheters unterhalb der Clavikula liegen. Der Kopf sollte entweder zur Gegenseite gedreht oder die Portkammer etwas heruntergezogen werden. In manchen Fällen kann ein passives Zurücklaufen lassen bei herunterhängender Infusionsflasche probiert werden.
Bei **intrathekal** liegenden Kathetern kann der Knick durch Einklemmung zwischen zwei Prozessus spinosi bedingt sein. In Seitenlage oder durch verstärktes Kyphosieren lässt sich das Problem lösen.

Wird ein Blutgerinnsel vermutet, kann mit Urokinase (5000 IE) und 15 ml NaCl so gespült werden, dass max. 0.5 ml der Lösung trotz Überwindung des Hindernisses gegeben werden. Dieser Vorgang kann nach 15-20 Minuten wiederholt werden, so lange, bis das System offen ist. Vor jeder Nachinjektion sollte versucht werden, das Gerinnsel zu aspirieren. Hat dieses Vorgehen keinen Erfolg, muss das System erneuert werden.

Wird vermutet, dass ein Silikon-Stanzzylinder im System ist, sollte niemals mit Kraft weitergedrückt werden, da der Zylinder vorgeschoben wird. Eventuell hilft eine vorsichtige, ruckartige Aspiration. Meistens muss das System ausgebaut werden.

Wird ein Präzipitat bei parenteraler Ernährung vermutet, sollte, wie oben beschrieben, ein Alkohol-Lock versucht werden. Mit einer Insulinspritze werden Drucke 22 bis 28 bar erreicht. Eine 2 ml-Spritze dagegen von 14 bis 16 bar.

Deltec CADD Legacy PCA
Beschreibung und Kurzbedienungsanleitung

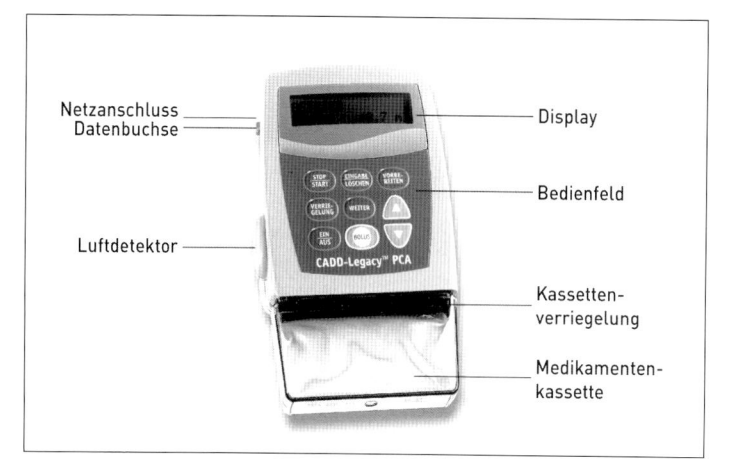

- Netzanschluss Datenbuchse
- Display
- Bedienfeld
- Luftdetektor
- Kassettenverriegelung
- Medikamentenkassette

Erläuterung zur Handhabung und Inbetriebnahme

1. Kassette anschließen, dafür an der linken Seite anhängen, rechts hochklappen und mit Schlüssel verriegeln.

2. Neue Batterien auf der Rückseite einlegen, dazu Batteriedeckel entfernen. Auf richtige Polarität achten.

3. Ggf. Schlauch in Luftdetektor einlegen
   Programmieren mit System (s. nächste Seite)

4. Bedienen der Pumpe:

   4.1. Ein- / Ausschalten: Taste EIN/AUS halten bis 3 Symbole sichtbar / gelöscht

   4.2. Pumpe starten / stoppen: Taste STOP/START halten bis 3 Symbole sichtbar / gelöscht

   4.3. Ändern der Verriegelungsstufe: Taste „VERRIEGELUNG",

   4.4. Auswahl der Stufe, Ändern durch Code (Modellabhängig)
   - LL0: Ungehinderter Zugriff auf alle Programmmenüs
   - LL1: Eingeschränkter Zugriff auf Programmmenüs
   - LL2: Weitestgehender Schutz vor Programmzugriff

Deltec CADD Legacy PCA
Beschreibung und Kurzbedienungsanleitung

Programmieren mit System
Der CADD Legacy
Programmierkreis

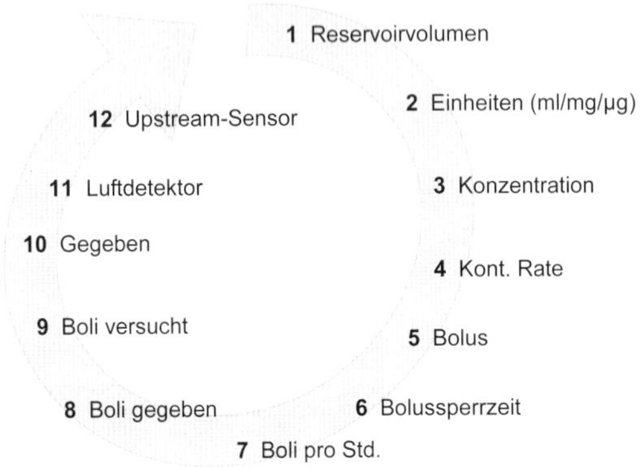

1. Reservoirvolumen
2. Einheiten (ml/mg/µg)
3. Konzentration
4. Kont. Rate
5. Bolus
6. Bolussperrzeit
7. Boli pro Std.
8. Boli gegeben
9. Boli versucht
10. Gegeben
11. Luftdetektor
12. Upstream-Sensor

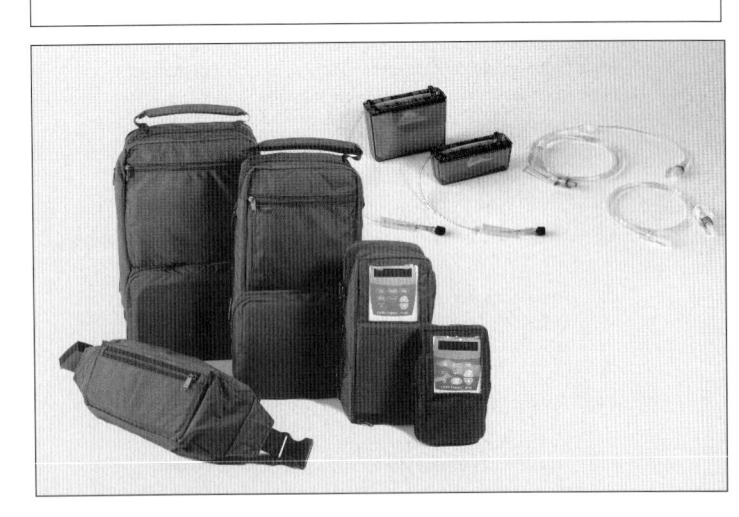

PEGASUS-Pumpe

Beschreibung und Kurzbedienungsanleitung

Beschreibung und Bedienung der PEGA® plus

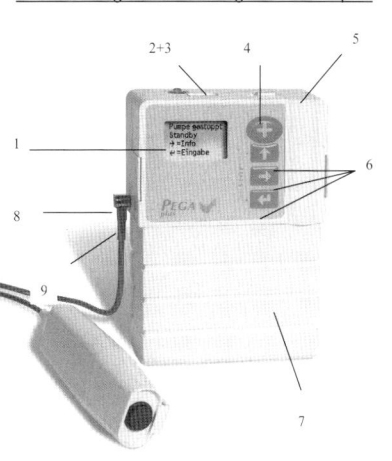

1. **LCD-Display**
   Anzeige der Bedienung und der Fehlermeldungen im Klartext
2. **Grüne/rote Signalleuchte**
   Optischer Hinweis auf ordnungsgemäßen/ nicht ordnungsgemäßen Betrieb der Pumpe
3. **Infrarotschnittstelle**
   Datenübertragung aus der/ in die Pumpe
4. **Bolustaste**
5. **Batterie-/Akkufach**
   Laden der Akkus, wenn am Stromnetz angeschlossen
6. **Bedientasten**
7. **PEGA® BOX**
   Zum Schutz des Medikamentenvorrates
8. **Anschluss für den externen Bolusgeber**
9. **Buchse für den Netzanschluss**

Allgemeine Angaben

Gewicht	170 g	Genauigkeit	+/- 5%
Größe	83,7 x 62,3 x 31,5 mm	Abschaltdruck bei Okklusion	1500 hPa
Förderrate	0,1 ml/h bis 100 ml/h		

Bedienung
Die Bedienung der Pumpe gestaltet sich durch die Anzeigen auf dem Display selbsterklärend. Im code-geschützten Einstellmenü werden die Therapieeinstellungen vorgenommen. Alle Einstellungen sind im Informationsmenü für jeden einsehbar.

Inbetriebnahme
1. Den rückwärtigen Deckel öffnen und den Pumpenschlauch (PEGA® TUBE) einlegen. Nach oben die Überleitung (PEGA® LINE) zum Patienten anschließen, nach unten den gut entlüfteten Medikamentenbeutel (PEGA® BAG).
2. Oben das Batteriefach öffnen und die Akkus bzw. Batterien gemäß der Beschriftung einlegen. Anschließend ggf. die Verbindung zum Netz herstellen, die Akkus werden dann während des laufenden Betriebs geladen.
3. Nach einem Selbsttest gelangt man über den Eingangsbildschirm zu dem Fenster, in dem der Code eingegeben werden muss.
4. Im Einstellmenü kann man Grundeinstellungen wie z.B. die Maßeinheit, Anzahl der Dosislimits vornehmen (das System konfigurieren) und/oder zu den Therapieparametern Basalrate, Bolus, Bolussperrzeit, Dosislimits etc. gelangen.
5. Schließlich den Katheter entlüften.
6. Und die Pumpe starten.

Pegasus-Pumpe
Beschreibung und Kurzbedienungsanleitung Programmieren des Profils PCA

Inbetriebnahme

Dokumentation

Die PEGA® plus verfügt über eine Schnittstelle (PEGA® pilot), die per Infrarot eine Kommunikation der PEGA® plus mit einem PDA (z.B. Palm®) ermöglicht.
Die Pumpendaten (Boli, aktuelle Einstellungen, kumulierte Dosis u.a.) werden auf den PDA exportiert, neue Parametereinstellungen vom PDA an die Pumpe übergeben.
In Zusammenarbeit mit einem Programm zur Datenerfassung wie z.B. POPS (Produkt der Firma m-creations gmbh), können die Daten zudem umfassend und komfortabel erfasst und in Übersichten dargestellt und weiterverarbeitet werden. Die Schnittstelle (PEGA®pilot) kann in POPS integriert werden, so dass die Kommunikation direkt hierüber erfolgt. Es besteht darüber hinaus die Möglichkeit, verschiedene Einstellungen als Therapiestandards zu hinterlegen und eine wirkungsvolle Pumpenverwaltung einzurichten.

Zubehör und Verbrauchsmaterial
PEGA® POUCH – diverse Taschen für verschiedene Beutelgrößen
PEGA® SET - Komplettsets aus Medikamentenbeutel, Pumpenschlauch und Überleitsystem (50 ml, 100 ml, 150 ml, 300 ml)
PEGA® BAG - Medikamentenbeutel (50 ml, 100 ml, 150 ml, 300 ml)
PEGA® TUBE- Pumpenschlauch
PEGA® LINE – Patientenüberleitung (1 m) mit Bakterienfilter/Luftabscheider
PEGA® COMBILINE - Set aus Pumpenschlauch und Patientenüberleitung (2 m)
Diverse Hubernadeln, Subcutannadeln

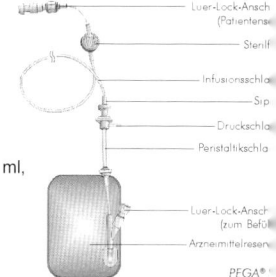

Weitere Informationen über Fa. Logomed
Klarenplatz 11 • 53578 Windhagen
FON 02645/9531-0 • FAX 02645/9531-31
info@logomed.de • www.logomed.de

Therapeutische Schritte nach pathogenetischen Gesichtspunkten

Bestimmte Tumoren und deren Metastasen bedingen häufig ein abgestuftes Therapieschema, das auf bestimmte Schmerzphänomene ausgerichtet ist. Dazu folgendes Vorgehens- und Betrachtungsweisen:

1. Diagnostik der Schmerzursache

2. Therapie durch Ausschöpfung der kausaltherapeutischen Methoden: Operation, Chemotherapie, Radiatio. Symptomatische Schmerztherapie: Analgetika, Co-Analgetika, Physikalische Therapie

Schmerzursache

somatisch		visceral		neuropathisch	
Knochen: Entzündlich Metastatisch Radiatio	Bisphosphonate NSAID Antidepressiva Steroide **Opiate immer Stufe III** Stützkorsett	**Öso-pha-gus**	Subcutane Opiattherapie Transkutane Fentanylapplikation *sublinguale Opioidgabe* Frühzeitig thorakale Periduralanalgesie	**Nerven wurzel-infiltration**	*Steroide* Regionalanalgesie orale oder subcutane Opiate Kurzfristig max. Dosierung von *NSAID* Antikonvulsiva Antidepressiva
Muskulatur Stützgewebe	Paracetamol Muskelrelaxantien Physikalische Therapie: Wärme Reizstrom Antidepressiva	**Magen**	Lokale Schleimhaut protektiva kurzfristig Steroide Antipropulsiva ansonsten wie Ösophagus CAVE *kalte Flüssigkeiten* führen häufig zu Magenkrämpfen Scopolamin	**Periphere Poly- oder Mono-Neuropathie**	Alpha Liponsäure ist meist wirkungslos Antidepressiva *Methyldopa* Opioide ultima ratio: Zentrale Nervenstimulation (SCS)
Haut Ulcerationen	Lokale Anästhetika-Salben Lokale Antibiose Dauerplexus-Anästhesie Verband vor dem Entfernen reichlich anfeuchten	**Blase**	Antidepressiva Scopolamin NSAID oder Metronidazol suprapubischer Katheter Lokalanästhetika-Spülung (verdünnt)	**Zentraler Deafferentierungs-Schmerz**	Antidepressiva Antikonvulsiva **Opioide kaum wirksam** Analgesie mit Clonidin und Opioiden und Baclofen

Therapeutische Schritte nach pathogenetischen Gesichtspunkten

Tumorlokalisation	Metastasierung	Schmerzcharakter	Medikamentöse Therapie
Bronchial **Lymphangiosis carzinomatosa** (erschwerte Inspiration) ☺ keine Neuroleptika, ev. auf NSAID verzichten (starke Schleimbildung) ☺ Cave: Antidepressiva: (Austrocknung der Schleimhaut)	Knochen	dumpf, bohrend, gut lokalisierbar	Ibuprofen ret. 2 x 400-800 mg oder Naproxen 2 x 250 - 500 mg b. Bedarf Diclofenac 50 mg + Opioid + Laxanz
	Pleura	ziehend, atemabhängig	
	Nerven(plexus)-infiltration	hell, reißend, einschießend, brennend Hyp-Anästhesie	Dexametason 8 - 4 - 0 mg Clonazepam 2-3 x 3 - 5 mg oder Carbamazepin oder Gabapentin bis 1200 mg ev. + Amitryptilin 25-75 mg Dosierung nach Wirkung ! + Opioid + Laxanz + Protonenpumpenhemmer
Korpus/Kollum **Ausfluss durch Tumorzerfall** keine parfümierte Substanzen in die Vorlage geben, besser: ätherische Öle z.B. Lavendel	Weichteilinfiltration	dumpf, drückend konstant, diffus, bewegungsabhängig	Paracetamol 4 x 1 g oder Metamizol 4-6 x 1 g oder Diclofenac ret. bis 200 mg (ev.Mittel der I.Wahl + Opioid + Laxanz + Protonenpumpenhemmer
	Plexusinfiltration	Dys- und Parästhesien im Inguinal oder Perianalbereich	Amitryptilin oder Doxepin 25-75 mg Dosierung nach Wirkung ! Ev Ketamin Intrathekale Opioidtherapie oder Neurolyse
	Lymphödem	drückender Schmerz	**Furosemid kaum wirksam** Ev. auf NSAID oder Antidepressiva verzichten
Kolon/Rectum* **Paraaortale Lymphknoten mit paravertebralem Hartspann** gut: Wärmeapplikation	Organinfiltration	dumpf, drückend, kolikartig, unscharf	Metamizol 4-6 x 1 g Butylscopolamin 2-3 x 10 mg ev. Metronidazol 3 x 500 mg + Opioid + Laxanz
	*Plexusinfiltration	Dys- und Parästhesien im Inguinal oder Perianalbereich	Wie Korpus/Kollum-Ca
	Peritoneum		Metamizol 4-6 x 1 g + Opioid + Laxanz
	Paraaortale Lymphknoten	drückender Rückenschmerz	Paracetamol 4-6 x 1 g Diazepam zur Nacht Dexamethason 8-24 mg
Magen **Aerophagie mit Rückenschmerz** Aerophagie (Therapie: Neuroleptikum s.Kolon-Karzinom Parenterale Ernährung	Organinfiltration	dumpf, drückend, kolikartig, unscharf	Metamizol 4-6 x 1 g Butylscopolamin 2-3 x 10 mg
	Lebermetastasen	über Zwerchfellreizung bis zur Schulter ausstrahlend	Opioid: Fentanyl transdermal Laxanz als Suppositorium Morphin subcutan/ intrathekal Fortecortin 4 - 6 mg

Therapeutische Schritte nach pathogenetischen Gesichtspunkten

Tumorlokalisation	Metastasierung	Schmerzcharakter	Medikamentöse Therapie
Mamma Ulcerationen mit überrichendem Zerfall) Spülung der oberflächlichen Wunde mit Metronidazol und Mezlocillin! (Auch wenn die lokale Applikation unlogisch scheint). Es vernichtet die Hautkeime, die den überriechenden Geruch hervorrufen.	Knocheninfiltration	dumpf, bohrend, gut lokalisierbar, ev. bewegungsabhängig	Naproxen 2x250 - 500 mg ev. kombinieren mit Paracetamol 2-4 x 500 mg + Laxanz + Protonenpumpenhemmer Bisphosphonate z.B. Pamidronat 60-90 mg i.v. alle 3 Wochen
	Weichteilinfiltration	brennend (entzündungsbedingt) diffus	Ausschöpfung der Kausaltherapie
	Plexusinfiltration	Neuropathischer Brennschmerz mit Dysästhesien	Saroten 25-75 mg, ev. mehr Naproxen 2 x 500 mg Dexametason 8-4-0 mg + Opioid + Laxanz + Protonenpumpenhemmer
	Lymphödem	drückend	**Furosemid kaum wirksam**
Prostata bei generalisierten Knochenschmerzen Rücksprache mit Internisten : Honvan-Stoßtherapie ev. Buserelin Therapie	Knocheninfiltration	dumpf, bohren, gut lokalisierbar, ev. bewegungsabhängig	Naproxen 2x250 - 500 mg ev. kombinieren mit Paracetamol 2-4 x 500 mg + Opioid + Laxanz + Protonenpumpenhemmer Bisphosphonate z.B. Pamidronat 60-90 mg i.v. alle 3 Wochen
	Nerven(wurzel)infiltration, ev. Rückenmarkkompression	schneidend, scharf, Dysästhesien, Alodynie Hypästhesie	Dexametason 8-4-0 mg bis 96 mg + Opioid + Laxanz + Protonenpumpenhemmer Saroten 25-75 mg, ev. mehr
Blasenkarzinom häufig nächtliche Blasentenesmen	Weichteilinfiltration	Drückend, unangenehme **Tenesmen**	Naproxen 2 x 500 mg Metamizol 4-6 g N-Butylscopolamin 2x10 mg
	Nerveninfiltration Blasenhinterwand: N. obturatorius)	Dysästhesien bis Anästhesie im Oberschenkel, ev. motorische Schwäche	Saroten 25 - 75 mg Clonazepam 3-5 mg Carbamazepin 200-1200 mg Dexametason 4-2-0 mg
Pankreas häufig dünnflüssiger Stuhlgang, Aerophagie (Therapie: Neuroleptikum oder Dimenhydrinat)	Weichteilinfiltration	dumpf, drückend, schlecht lokalisierbarer, manchmal kolikartiger Bauchschmerz schneidend, brennend	Metamizol 4-6 g Dexametason 2-2-0 mg N-Butylscopolamin 2x10 mg + Opioid + Laxanz + Protonenpumpenhemmer
	Nervenplexusinfiltration	in den Rücken ausstrahlend	Dexametason 8-4-0 mg + Opioid+ Laxanz + Protonenpumpenhemmer

Zusammenfassung

1. Bei jeder Neuaufnahme eines Patienten erfolgt eine Schmerzanamnese und Diagnostik, die sich am momentanen Krankheitszustand orientiert.

2. Die Patienten sollten über ihr Grundleiden aufgeklärt sein.

3. Beschönigen Sie nichts, sondern erwecken Sie Zuversicht hinsichtlich der Schmerzbekämpfung durch ruhiges und kompetentes Auftreten.

4. Vermitteln Sie dem Patienten das Gefühl, dass er aktiv an der Reduzierung des Schmerzes teilnehmen soll: Entspannungsverfahren, Gesprächsgruppen, psychologische Betreuung.

5. Denken Sie daran, dass der Schmerz stimmungsabhängig ist (Zunahme abends).

6. Beginnen Sie immer mit einer oralen Schmerztherapie entsprechend des WHO-Stufenschemas. Die i.v./s.c.-Therapie erfolgt bei schwersten Schmerzen zur sofortigen Therapie oder bei Verhinderung der oralen Aufnahme.

7. Bei unerträglichen Schmerzen muss sofort **nach Diagnostik** eine intravenöse Analgesie eingeleitet werden.

8. Denken Sie stets an die begleitenden Nebenwirkungen und unterrichten Sie den Patienten darüber. Antiemetika und Laxantien sind im Therapieplan immer mit zu berücksichtigen.

9. Bei der Entlassung des Patienten immer einen Einnahmeplan der Analgetika mitgeben.

10. Kommt es plötzlich zu einer Schmerzzunahme, muss bei Vorhandensein von Knochenmetastasen an eine pathologische Fraktur gedacht werden.

11. Patienten, die als Schmerzpatienten unter Dauertherapie mit Opioiden stehen, **dürfen aktiv, d.h. auch als Autofahrer, am Straßenverkehr teilnehmen.** Abzuraten ist das Autofahren während der Einstellungsphase. Sie **müssen** darauf hinweisen.

Stellen Sie sich im Gespräch nicht an das Bett des Patienten, sondern fragen Sie ihn, ob Sie sich **zu ihm**, auf das Bett setzen dürfen.

Sagen Sie ihm nie, dass Sie nichts mehr für ihn tun können.

Denken Sie daran: Nehmen Sie sich Zeit! Erklären Sie dem Patienten die einzelnen Schritte der Schmerztherapie.

Erst die orale Schmerztherapie, dann die parenterale Applikationsform.

Betäubungsmittel-Verordnung vom 1.2.1998

Rezepte: Grundsätzliches und die neuen Änderungen (Ä)

1. Die Rezepte sind nur für den Berechtigten bestimmt, dessen BtM-Nummer auf dem Rezept codiert steht.

2. Bei **Krankheit, Urlaub oder Verhinderung** dürfen diese auf einen anderen Arzt übertragen werden, der den handschriftlichen Vermerk: In Vertretung anbringen muss. **(Ä)**

3. Maschinenlesbare BtM-Rezeptvormulare brauchen nur noch mit der eigenhändigen Unterschrift unterschrieben zu werden.

4. Die Stückzahl muss nicht mehr in Worten wiederholt werden. **(Ä)**

5. **Nicht verbrauchte und fehlerhaft** ausgefüllte Rezepte müssen für 3 Jahre aufbewahrt werden. Nicht der Bundesopiumstelle zurücksenden! Der mittlere Teil des 3teiligen Rezeptes wird herausgetrennt und verbleibt beim Verschreibenden.

6. Die Beschränkung der Tageshöchstmenge entfällt. **(Ä)**

7. Solange die **30-Tage-Höchstmenge** nicht überschritten wird, egal wie viel Rezepte ausgestellt werden, entfällt die bisherige Kennzeichnung mit „**A**"

8. *NOTFALLREZEPTE*
   Ein Normal-Rezept kann im Notfall (Nichtvorhandensein eines BTM-Rezeptes) als BTM-Rezept eingesetzt werden, wenn dieses mit einem „**N**" versehen wird. Dieses Rezept muss **am selben Tag eingelöst** werden. Der Apotheker ist verpflichtet, den ausstellenden Arzt über den Erhalt telefonisch zu unterrichten. Das Original-**BTM-Rezept** über die verordnete Menge **muss nachgereicht** werden. Ein BTM-Rezept mit einem „N" darf nicht beliefert werden

Bestellungen sind zu richten an das

Bundesinstitut für Arzneimittel und Medizinprodukte - *Bundesopiumstelle*
Kurt-Georg-Kiesinger Allee 3 - 53175 Bonn

Tel.: 0228 / 207-30 (Zentrale)   Tel.: 01888307-0
Fax.: 0228 / 207-5207   Fax: 01888307-5207
Internet: www.bfarm.de

Zum Anfordern von Formblätter im Zusammenhang mit Anträgen auf Erteilung einer Erlaubnis gemäß § 3 BtMG   http://www.bfarm.de/de/btm/form/index.php

Telefonische Auskünfte erhalten Sie unter **0228-207**- bzw. **01888-307**-und der Apparatnummer:

- **- 4321** zu Betäubungsmittel-Rezeptformblättern (montags bis freitags 9:00 - 11:00 Uhr)

- **- 5563** zur Betäubungsmittel-Verschreibungsverordnung (BtMVV)

- **- 5543** zum Substitutionsregister

- **- 5108** zum grenzüberschreitenden Verkehr

- **- 5185/ 5182** zu Anzeigen von Apotheken und tierärztlichen Hausapotheken bezüglich Teilnahme am BtM-Verkehr (montags bis freitags 9:00 bis 12:00 Uhr)

- **- 3682** zu Sicherungsmaßnahmen bei der Aufbewahrung von BtM

- **- 5108** zum BtM-Verkehr bei Herstellern

- **- 5135** zum BtM-Verkehr bei wiss. Einrichtungen

Höchstmengenverordnung

Betäubungsmittel-Anforderungsscheine

Für den Stationsbedarf müssen seit dem 16. 3. 1995 Betäubungsmittel-Anforderungsscheine verwendet werden. Diese können **nur leitende Ärzte** einer Abteilung oder eines Krankenhauses anfordern, die ihrerseits diese an die Stationsärzte weitergeben. Über die Weitergabe muss ein Nachweis geführt werden.

Für Belegärzte gilt, dass diese die Anforderungsscheine nur verwenden dürfen, wenn deren Betten räumlich von anderen Teileinheiten des Krankenhauses abgetrennt sind.

Max. Tageshöchstdosis	Opioid	Höchstverschreibungsmenge für 30 Tage*
Entfällt	Morphin-HCl **MST®, MSI®, MSR,® Sevredol®, MST-Continus® MST® Retard-Granulat**	20.000 mg
Entfällt	**Dipidolor®** (Piritramid)	6000 mg
Entfällt	**Oxygesic®** (Oxycodon)	15.000 mg
Entfällt	**DHC®** zur Drogensubstitution (Dihydrocodein)	30.000 mg **
Entfällt	Hydrocodon	1200 mg
Entfällt	**Palladon®** Hydromorphon	5000 mg
Entfällt	**Methadon®**	3000 mg
Entfällt	**L-Polamidon®** (Levomethadon)	1500 mg
Entfällt	**Temgesic®** (Buprenorphin)	150 mg
Entfällt	**Marinol®, Dronabiol®** (Tetrahydrocannabiol)	500 mg
Entfällt	**Durogesic®** (Fentanyl)	1000 mg

Der Apotheker darf das Rezept nach Rücksprache mit dem Arzt ändern. In dringenden Fällen (z.B. nicht erreichbar) auch ohne Rücksprache.

* Eine Überschreitung ist mit einem „A" auf dem kumulierten Rezept zu kennzeichnen
** DHC zur Schmerztherapie ist weiterhin BTM-frei

Reisen in die Staaten des Schengener Abkommens

Bei Reisen bis zu 30 Tagen in **Mitgliedstaaten** des Schengener Abkommens (**Deutschland, Belgien, Dänemark, Finnland, Frankreich, Griechenland, Island, Italien, Luxemburg, Niederlande, Norwegen, Österreich, Portugal, Schweden** und **Spanien**) kann die Mitnahme von ärztlich verschriebenen Betäubungsmitteln mit einer vom Arzt ausgefüllten und durch die oberste Landesbehörde* oder eine von ihr beauftragte Stelle beglaubigten Bescheinigung erfolgen.

Das Formular kann bei der Bundesopiumstelle angefordert oder von der Internetseite ausgedruckt werden. Zum Ausdruck ist neutrales Papier zu verwenden. Bei Reisen, die länger als 30 Tage dauern, empfehlen wir, wie unter "Reisen in andere Länder" beschrieben, zu verfahren.

§ 5 BtMVV wird durch das Schengener Abkommen nicht außer Kraft gesetzt. Insbesondere sind die Regelungen, die die Mitnahme des Substitutionsmittels betreffen, auch hier zu beachten.

Die Regelung über das Mitführen von Betäubungsmitteln in die Vertragsstaaten des Schengener Abkommens gilt auch bei der Einreise in die Bundesrepublik Deutschland für in einem anderen Mitgliedsstaat ansässige Personen, selbst wenn sie Betäubungsmittel mitführen, die zwar im Herkunftsland, nicht aber in der Bundesrepublik Deutschland verschreibungsfähig sind. Dagegen ist die Einfuhr von in einem anderen Mitgliedsstaat des Schengener Abkommens verschriebenen Betäubungsmitteln durch deutsche Staatsangehörige in die Bundesrepublik Deutschland außer in der für die Dauer der Heimreise benötigten Menge rechtswidrig.

Bei Reisen in andere Länder sollte der Patient eine **beglaubigte Kopie** der ärztlichen Verschreibung **oder** eine **ärztliche Bescheinigung** (möglichst in englischer Sprache) mit sich führen, die Angaben über die Einzel- und Tagesgabe enthält, um eine Abschätzung zu ermöglichen, ob die mitgeführten Betäubungsmittel der Dauer der Reise angemessen sind. Es ist dem Patienten ferner anzuraten, die Rechtslage in dem zu bereisenden Land vor Antritt der Reise jeweils individuell zu klären und sich eventuell erforderliche Genehmigungen für das Mitführen der Betäubungsmittel von der entsprechenden Überwachungsbehörde vor Reisebeginn zu beschaffen. Auskünfte dazu kann die jeweilige diplomatische Vertretung des Ziellandes in Deutschland erteilen.

Sofern eine Mitnahme von Betäubungsmitteln nicht möglich ist, sollte zunächst geklärt werden, ob die benötigten Betäubungsmittel selbst (bzw. ein äquivalentes Produkt) im Reiseland verfügbar sind und durch einen dort ansässigen Arzt verschrieben werden können

*Oberste Landesbehörden

Baden-Württemberg	Bayern	Berlin
Sozialministerium Baden-Württemberg Schellingstr. 15 70174 Stuttgart Tel. 0711/123-0	Bayerisches Staatsministerium für Gesundheit, Ernährung und Verbraucherschutz Schellingstr. 155 80797 München Tel. 089/1261-2252 zuständige Gesundheitsämter unter: http://www.luas.bayern.de/ga.htm	Senatsverwaltung für Arbeit, Soziales und Frauen Abt. II D 4 Oranienstr. 106 10969 Berlin Tel. 030/9028-1641 Für die Beglaubigung zuständige Stelle: Landesamt für Gesundheit und Soziales Berlin (LAGeSo) Storkower Straße 97 10407 Berlin Tel. 030/9022-3719

Oberste Landesbehörden

Brandenburg	Bremen	Hamburg
Ministerium für Arbeit, Soziales, Gesundheit und Frauen des Landes Brandenburg Heinrich-Mann-Allee 103 14473 Potsdam Tel. 0331/866-5670	Senator für Frauen, Gesundheit, Jugend, Soziales und Umweltschutz der Freien Hansestadt Bremen Birkenstr. 34 28195 Bremen Tel. 0421/361-9567	Behörde für Arbeit, Gesundheit und Soziales der Freien und Hansestadt Hamburg - Amt für Gesundheit - Gesundheitsschutz und Gesundheitssicherung Tesdorpfstr. 8 20148 Hamburg Tel. 040/441952-370
Hessen	**Mecklenburg-Vorpommern**	**Niedersachsen**
Hessisches Sozialministerium Dostojewskistr. 4 65187 Wiesbaden Tel. 0611/817-3346	Ministerium für Arbeit, Gesundheit und Soziales Werderstr. 124 19055 Schwerin Tel. 0385/588-0	Ministerium für Frauen, Arbeit und Soziales Hinrich-Wilhelm-Kopf-Platz 2 30159 Hannover Tel. 0511/120-4020
Nordrhein-Westfalen	**Rheinland-Pfalz**	**Saarland**
Ministerium für Frauen, Jugend, Familie und Gesundheit des Landes Nordrhein-Westfalen Fürstenwall 25 40213 Düsseldorf Tel. 0211/855-3591	Landesamt für Soziales, Jugend und Versorgung Rheinland-Pfalz Baedekerstraße 2-10 56073 Koblenz Tel. 0261/40411	Ministerium für Frauen, Arbeit, Gesundheit und Soziales Franz-Josef-Röder-Str. 23 66119 Saarbrücken Tel. 0681/501-3237
Sachsen	**Sachsen-Anhalt**	**Schleswig-Holstein**
Sächsisches Staatsministerium für Soziales, Gesundheit und Familie Albertstr. 10 01097 Dresden Tel. 0351/564-7755 zuständige Gesundheitsämter auf: http://www.gesundheitslotse-sachsen.de/sms/gesundheit_adressliste.html	Ministerium für Arbeit, Frauen, Gesundheit und Soziales des Landes Sachsen-Anhalt Seepark 5-7 39116 Magdeburg Tel. 0391/567-6945 Für die Beglaubigung zuständige Stelle: Landesamt für Versorgung und Soziales des Landes Sachsen-Anhalt, Dezernat 33 Neustädter Passage 15 06122 Halle	Ministerium für Arbeit, Gesundheit und Soziales des Landes Schleswig-Holstein Adolf-Westphal-Str. 4 24143 Kiel Tel.: 0431-596 5044
Thüringen Thüringer Ministerium für Soziales und Gesundheit Werner-Seelenbinder-Str. 6 99096 Erfurt Tel. 0361/37900		

Notizen

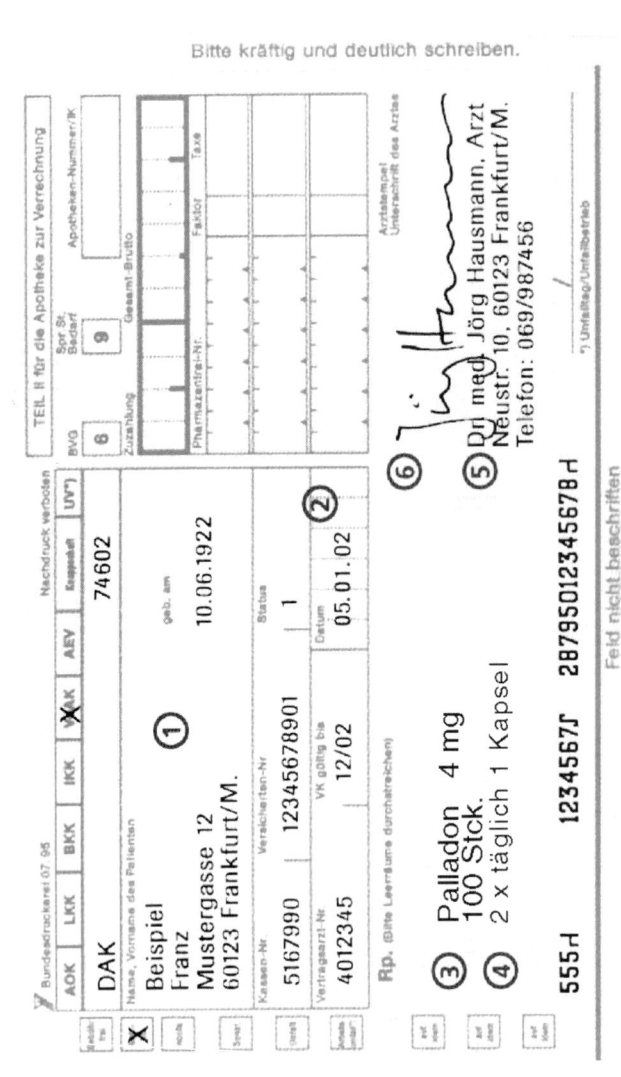

120 Legende zu den in Kreisen gesetzten Ziffern

Bitte kräftig und deutlich schreiben.

AOK	LKK	BKK	IKK	☒ AK	AEV	Knappsch	UV*)

Kassen-Nr. 74602

DAK

Name, Vorname des Patienten
Beispiel
Franz   geb. am 10.06.1922
Mustergasse 12
60123 Frankfurt/M.   Status 1

Kassen-Nr. 5167990   Versicherten-Nr. 12345678901

Vertragsarzt-Nr. 4012345   VK gültig bis 12/02   Datum 05.01.02

① ②

TEIL II für die Apotheke zur Verrechnung

BVG	Zuzahlung	Spr.St. Bedarf	Gesamt-Brutto			Apotheken-Nummer/IK
⑥		⑨				

Pharmazentral-Nr.   Factor   Taxe

Rp. (Bitte Leerräume durchstreichen)

③ Palladon 4 mg
   100 Stck.
④ 2 x täglich 1 Kapsel

555 H   1234567 J   2879501234567 B H

Feld nicht beschriften

⑥ [signature]
⑤ Dr. med. Jörg Hausmann, Arzt
   Neustr. 10, 60123 Frankfurt/M.
   Telefon: 069/987456

Arztstempel/Unterschrift des Arztes

*) Unfalltag/Unfallbetrieb

Muster

Legende zu den in Kreisen gesetzten Ziffern

Anforderungen

① Patientenangaben

② Ausstellungsdatum

③ Arzneimittelbezeichnung (falls dadurch nicht eindeutig bestimmt: Darreichungsform, Art und Menge des enthaltenen BtM)Die Menge des Arzneimittels in Gramm, Milliliter oder Stückzahl

④ Gebrauchsanweisung, bei sogenannter Gebrauchsanweisung für den Patienten: Vermerk: „Gem. schriftl. Anw."

⑤ Name Anschrift, Telefonnummer des Arztes

⑥ Eigenhändige Unterschrift des Arztes, im Vertretungsfall der Vermerk „in Vertretung"

Zu beachten
- **Höchstverschreibungsmengen innerhalb von 30 Tagen**
- **A-Rezepte nicht mehr meldepflichtig**

Alle Angaben zu den Punkten 1-5 können durch eine andere Person oder über EDV (z.B. Nadeldrucker) erfolgen.

122 Beispiel eines BTM-Anforderungsscheins in der Klinik

Nr. A12345-00

Betäubungsmittel-anforderungsschein

Teil I
Zur Vorlage in der Apotheke

Anfordernde Stelle: ❶
St. Marien Hospital, Innere Abteilung, Station 4
Minzstraße 107, 60345 Frankfurt/M.

Betäubungsmittelhaltiges Arzneimittel	bestellte Menge	gelieferte Menge*)
Oxygesic 80 mg	200	
❸ Palladon 24 mg	50	
Sevredol 20 mg	20	
MSR 30 mg Mundipharma	60	
MSI 20 mg Mundipharma	100	

Leerzeilen bitte streichen! –   *) nur bei Abweichungen ausfüllen

❷
05.01.2002	Dr. med. Jörg Hausmann ❹	069/987456
Datum	Name des Arztes, Zahnarztes, Tierarztes	Telefon-Nr.

Jörg Hausmann ❺❻
Unterschrift des Arztes, Zahnarztes, Tierarztes

Legende zu den in Kreisen gesetzten Ziffern 123

Anforderungen

① Name oder Bezeichnung und vollständige Anschrift des Krankenhauses oder der Einrichtung, für die der Stationsbedarf bestimmt ist
Wichtig:
Bei Eintrag per Stempel sind die Durchschläge ebenfalls mit Stempel zu versehen

② Ausstellungsdatum

③ Arzneimittelbezeichnung soweit dadurch nicht eindeutig bestimmt, die Bezeichnung und Gewichtsmenge des enthaltenen BtM. Die Menge des Arzneimittels in Gramm, Milliliter oder Stückzahl

④ Name, Telefonnummer des verschreibenden Arztes

⑤⑥ Eigenhändige Unterschrift des Arztes, im Vertretungsfall der Vermerk „in Vertretung"

> **Alle Angaben zu den Punkten 1-5 können durch eine andere Person oder über EDV (z.B. Nadeldrucker) erfolgen.**

124 Verordnungsplan

Beispiel eines Therapieplans, der einem Patienten in unserer Schmerzambulanz ausgehändigt wird und mit einem Angehörigen des Patienten besprochen wird

1. Seite

Datum	Uhrzeit	Anruf	Abteilung für Schmerzdiagnostik Schmerztherapie und Palliativmedizin am Klinikum Links der Weser Dr. med. H.-J. Willenbrink Tel.: 0421 / 8791787/1786 FAX 0421/8791463 E-Mail: willenbrink.h@zkhldw.de
			Name des Pattienten
			Wohnort
			Straße
			Tel.:

2. Seite

Medikation	Uhrzeit					Grund der Medikation (mögliche Nebenwirkungen)
	06.00	10.00	14.00	19.00	22.00	
MST® 60	1			1		Schmerzmittel
MST® 10 mg	1			1		Schmerzmittel
Saroten® 10	1	1		1		Schmerzmittel (Mundtrockenheit)
Neurontin 300 mg	1	1			1	Schmerzmittel (Schwindel)
Movicol® (Btl)		1				Stuhlverstopfung
Vomex A®						Gegen Erbrechen Bei Bedarf

Enterale und parenterale Ernährungsregime bei Tumorpatienten

Dr. med. Jann Arends · Klinik für Tumorbiologie, Freiburg

Tumorbedingte Defekte und Therapie-Nebenwirkungen führen bei Tumorpatienten häufig zu einem prognoserelevanten Gewichtsverlust. Ein Ausgleich der Energiebilanz ist dann anzustreben und sollte beim Vorliegen von **Schluckstörungen** und erhaltener Dünndarmfunktion auf enteralem Wege erfolgen; bei stark gestörter Dünndarmfunktion ist eine parenterale Ernährung erforderlich. Eine **bedarfsorientierte Ernährungstherapie** gehört nach den aktuellen Richtlinien der Bundesärztekammer auch bei unheilbar Kranken zur Basistherapie solange der Sterbeprozess noch nicht eingesetzt hat. Eine solche Therapie muss jedoch mit dem Betroffenen abgesprochen und von ihm gewünscht werden. Dies setzt eine ausführliche und ausgewogene Information des Patienten über Risiken und Vorteile einer Ernährungsbehandlung voraus.

Als Anhaltspunkte für eine relevante Belastung des Ernährungszustandes gelten Gewichtsverluste von 5% in den zurückliegenden 3 Monaten oder von 10% des Ausgangsgewichtes vor der Tumordiagnose. Ein Verlust von 30-40% der Körpermasse ist mit einem erheblichen Mortalitätsrisiko verbunden. Der **Energiebedarf** für Tumorpatienten wird im Allgemeinen mit etwa **30 kcal/kg** Körpergewicht veranschlagt. Eine dauerhaft verminderte Nahrungsaufnahme unter 75% des rechnerischen Bedarfes zeigt ein Nahrungsdefizit an. Bei Tumorpatienten ist die Lipidverwertung gegenüber der Normalsituation erhöht, gleichzeitig liegen Hinweise für eine präferentielle Glukoseverwertung der Tumorgewebe vor. Neuere Empfehlungen beinhalten deshalb eine fettbetonte und kohlenhydratreduzierte Nährstoff-Komposition (1-1.5 g Eiweiß, 3-5 g Glukose, 1-1.5 g Fett pro kg KG). Da Omega-6 Fettsäuren proinflammatorische Wirkungen über die Eicosanoid-Mediatoren vermitteln, sollten einfach ungesättigte Fettsäuren (Ölsäure), evtl. mittelkettige Triglyzeride und Omega-3-Fette bevorzugt werden.

Bei **metabolisch-inflammatorischer Anorexie und Katabolie** ist zu beachten, dass eine reine Nährstoffzufuhr nicht in der Lage ist, den Gewebeabbau zu bremsen. Hier sind Ansätze zur Modulation der inflammatorischen Aktivität (Gestagene, NSAR, Omega-3-Fett-säuren) in das Therapiekonzept einzubeziehen. Bei rein gastrointestinalen Defekten sind dagegen Trinknahrungen und Formen der künstlichen Ernährung sinnvoll und erfolgreich.

Dabei sollten bei Kau- und Schluckstörungen zunächst Trinknahrungen angeboten und in schweren Fällen Nährlösungen über Sonden verabreicht werden. Bei gastrointestinalen Problemen mit reduzierter Assimilationsleistung (Kurzdarm, Dünndarmstenosen, Peritonealkarzinose) muss ggf. auf eine parenterale Nahrungszufuhr zurückgegriffen werden. Von Bedeutung ist, dass diese Verfahren stufenweise addiert werden können, um die individuellen Zielmengen zu erreichen. Therapieansätze sollten im Abstand von 2-4 Wochen auf ihre Wirksamkeit (Anstieg der Nahrungszufuhr und des Gewichts) überprüft und ggf. korrigiert oder erweitert werden.

Bei fortgeschrittenen Situationen ist allerdings **gegen Ende des Lebens** eine Reduktion der Flüssigkeits- und Energiezufuhr ohne Nachteile für den Betroffenen möglich. Beobachtungen zeigen, dass in der terminalen Phase geringe Flüssigkeitsmengen (um 1000 ml) ausreichen, um quälende Symptome zu lindern; hochkalorische Volumina werden dann nur schlecht toleriert und belasten den Sterbeprozess.

Parenterale / Enterale Ernährung

Indikationen für künstliche Ernährung:

bestehende oder drohende unzureichende Nahrungsaufnahme für einen mittel- bis langfristigen Zeitraum (mehr als 2-3 Wochen).

- Defekt im oberen GI-Bereich ➡ enterale Ernährung
  a) Mukositis unter Radio- oder Chemotherapie
  b) Kau- oder Schluckstörung bei Tumor im HNO-Bereich
  c) tumor- oder therapie-assoziierte Stenose in Ösophagus, Magen, Duodenum
  d) Gastroparese (medikamentös, vaskulär oder nerval bedingt)

- Defekt im Dünndarmbereich ➡ parenterale Ernährung
  a) inoperable Jejunalstenose
  b) Peritonealkarzinose
  c) Mesenterialinfiltration
  d) Kurzdarm

Keine Indikation besteht bei Patienten in der Terminalphase oder wenn der Patient die Ernährungsbehandlung ablehnt.

Enterale Ernährung

Eine enterale Sondenernährung ist über Nasensonden oder transkutane Sonden möglich. Die Anlage einer transkutanen Sonde sollte erfolgen, wenn eine enterale Ernährung für länger als 2-3 Wochen erforderlich wird; die Toleranz für nasale Sonden ist auf etwa 2 Wochen begrenzt.

Alternativen zur transkutanen Sondenanlage müssen erwogen werden:
Nasensonde (bei kurzfristiger Störung im Rachen/Ösophagusbereich)
Endoskopischer Stent (bei Stenosen in Ösophagus, Magen oder Duodenum)
operative Gastroenterostomie (bei Magenausgangs- oder Duodenalstenose)
parenterale Ernährung (bei Dünndarminsuffizienz)
Terminalbetreuung (bei sehr geringer verbliebener Lebenserwartung)

Kontraindikationen für die Implantation einer enteralen Sonde bestehen, wenn endoskopisch keine Diaphanoskopie möglich ist oder bei Gerinnungsstörungen, Sepsis, Peritonitis, schwerer Pankreatitis. Kontraindikationen für die Einleitung einer enteralen Ernährungstherapie bestehen beim Vorliegen einer ausgeprägten Dünndarminsuffizienz (Peritonealkarzinose, Dünndarmstenosen).

Die Einbringung perkutaner enteraler Sonden kann unter endoskopischer, sonographischer, radiologischer oder chirurgischer Kontrolle erfolgen. **PEG-Sonden** für die perkutane endoskopische Gastrostomie (9 bis 20 F, Polyurethan) werden in der Regel nach transkutaner Punktion des luftgefüllten Magens über eine Führungskanüle direkt von außen oder indirekt mittels eines über den Rachen eingeführten Haltefadens in Durchzugtechnik plaziert. Die Einbringung erfolgt in der Regel unter Antibiotikaschutz (z.B. 1x2g Ceftriaxon).

Parenterale / Enterale Ernährung

Nach der Plazierung erfordert die dauerhafte Fixierung des Magens an die Abdominalwand eine Zeit von 10-14 Tagen; in dieser Zeit muss durch eine Zugfixierung ein Austreten von Magenflüssigkeit in die Peritonealhöhle vermieden werden. Die Entfernung einer gelegten PEG kann deshalb frühestens nach 3 Wochen erfolgen. Für eine PEG-Entfernung muß die intragastral liegende Halteplatte endoskopisch geborgen werden.

Das Distalende der Sonden liegt in Standardsituationen im Magen. Die Einbringung ins Duodenum oder Jejunum ist aus technischen Gründen oft problematisch; Vorteile einer postpylorischen Lage bezüglich einer geringeren Aspirationsrate ließen sich nicht reproduzierbar beobachten. Von Vorteil kann eine postpylorische Infusion bei Magenentleerungsstörungen sein. Die transkutane Anlage enteraler Sonden bei voroperiertem oder reseziertem Magen ist häufig schwierig und risikoreich. Findet sich bei Laparotomien eine inoperable Situation kann die Anlage einer **Feinnadel-Katheter-Jejunostomie** (FKJ) eine längerfristige enterale Ernährung ermöglichen. Diese dünnlumigeren Sonden (6-8F) werden in eine an die Bauchwand fixierte Jejunalschlinge verbracht und durch Naht an der äußeren Bauchdecke fixiert.

PEG-Sonden können in einem zweiten Schritt durch optisch attraktive sogenannte "**Button**"-Sonden ersetzt werden, die in einer flachen Öffnung auf der Bauchhaut enden und lediglich durch einen aufblasbaren Ballon im Magen fixiert sind.

Risiken der Anlage transkutaner Sonden

sind Blutungen, Organverletzungen oder eine Peritonitis durch Leckbildung. Nasensonden können intrabronchial zu liegen kommen, vom Magen in den Ösophagus hochschlagen und schwere Drucknekrosen im Ösophagus verursachen.

Zur **Sondenpflege** erfolgt nach Anlage zunächst täglich, später 1-2 x pro Woche ein Verbandwechsel mit Säuberung von Sonde und Durchtrittstelle. Nach Sondenanlage kann die erste Beschickung mit Tee nach 24 h erfolgen, bei guter Verträglichkeit kann dann die Nahrungszufuhr über 2-3 Tage aufgebaut werden. Die Nahrungsapplikation kann bei gastraler Sondenlage in Bolusform (bis 300 ml/30 min; nicht öfter als alle 2 Std.) erfolgen. <u>Bei postpylorischer Sondenlage darf Nahrung nur in kontinuierlicher Form infundiert werden.</u> Dabei können Schwerkraftsysteme oder **tragbare Pumpen** verwendet werden. Infusionsraten sollten 200 ml/h nicht überschreiten.

Nährlösungen für die enterale Ernährung

stehen von unterschiedlichen kommerziellen Anbietern in einer breiten Palette von Spezifikationen zur Verfügung. Alle Lösungen enthalten jeweils komplette Nährstoffgemische inkl. Elektrolyte, Spurenelemente und Vitamine. Prinzipiell sind hochmolekulare (nährstoffdefinierte) ballaststoffreiche Diäten zu bevorzugen. Die Nährstoffdichte sollte im Normalfall um 1 kcal/ml liegen. In besonderen Situationen können niedermolekulare Substrate (Malabsorption), ballaststofffreie (englumige Sonden, Stenosen), laktosefreie (Laktoseintoleranz), oder hochkalorische (Flüssigkeitsintoleranz) Lösungen sinnvoll sein. Bei schlecht kontrolliertem Diabetes können spezifische Diabetes-Nahrungen mit hochmolekularen Kohlenhydraten oder Ölsäurereicher Komposition günstig sein. Wesentliche Nebenwirkungen der Nahrungsapplikation sind Völlegefühl, Übelkeit, Erbrechen oder gefährliche Aspirationen; zu rasche Infusion zu kalter und osmotisch wirksamer Lösungen führt zu abdominellen Beschwerden und Diarrhöen.

Flüssige **Medikamente** können über die Sonde appliziert werden, beim Einbringen zermörserter Tabletten kann es jedoch leicht zur Sondenverlegung kommen. Nach jeder Nahrungs- oder Medikamentenapplikation oder bei Dauerinfusion alle 2-4 Stunden sollte eine ausreichende Sondenspülung mit Wasser oder Tee erfolgen. Fruchtsäfte sollten gemieden werden, da sie zum Ausflocken von Eiweiß führen.

Liegt das Syndrom eines **chronischen Ileus** vor (z.B. gefangener Darm bei Peritonealkarzinose), kann eine **PEG-Sonde zur Magenentlastung** angelegt werden. Eine solche Sonde ermöglicht dem Patienten trotz Ileus die orale Aufnahme von Flüssigkeit und weicher Nahrung.

Parenterale Ernährung

Bei gestörter Dünndarmfunktion ist eine parenterale Ernährung erforderlich. Die Zufuhr von bis zu 1000 kcal/Tag ist über periphere Venen möglich; bei höherem Bedarf und langfristiger Ernährung ist ein zentraler Venenzugang erforderlich. Für eine kurzfristige Nahrungszufuhr sind auch von periphervenös vorgeschobene zentrale Katheter geeignet; muss über länger als 2 Wochen parenteral ernährt werden, sollte ein permanenter zentraler Zugang implantiert werden. In Frage kommen:
- komplett subkutan implantierte Portsysteme
- über einen subkutanen Tunnel nach extern geleitete Katheter (Broviac, Hickman).

Portsysteme

erscheinen optisch angenehmer und werden bei onkologischen Patienten häufig für Chemotherapien zur Schonung peripherer Venen angelegt; nach extern **getunnelte Katheter** ermöglichen eher eine Betreuung des Katheters durch den Patienten selbst und sind deshalb besonders für junge Patienten mit benigner Darmerkrankung geeignet.
Kontraindikationen für die Implantation eines permanenten zentralvenösen Systems sind unklares Fieber oder floride Sepsiszustände, lokale Infektionen oder Tumorinfiltrate am Implantationsort, Thrombosen im Verlauf des Implantationsweges oder schwere Gerinnungsstörungen.

Die **Portanlage** kann in Lokalanästhesie unter leichter Sedierung erfolgen. Für Portsysteme hat sich ein Zugang über die V. cephalica im Sulcus deltoideo-pectoralis empfohlen; die Katheterspitze wird in die obere Hohlvene bis 1 QF vor dem rechten Vorhof geschoben, die Portkammer in eine präparierte Subkutantasche implantiert und auf der Faszie fixiert. Mehrkammerige Systeme können in Sonderfällen bei erforderlicher Parallelinfusion inkompatibler Medikamente Vorteile bieten. Bei kachektischen Patienten können kleine Systeme mit reduziertem Kammervolumen gewählt werden. Portsysteme sind direkt nach Implantation nutzbar. Ein transkutanes Anstechen der Portkammer sollte nur mit speziell geschliffenen **atraumatischen Nadeln** erfolgen (Hubernadeln ohne Anschlusssystem; Grippernadeln mit Anschlußsystem; jeweils am besten Stärke 19G).

Parenterale / Enterale Ernährung

Punktion der Portkammer für Infusionen
1. *Dreimalige Hautdesinfektion* mit verdünnter Jodlösung und sterilen Tupfern
2. *sterile Handschuhe* anziehen
3. Grippernadel (19 G, Länge 19, 25 oder 32 mm) mit Kochsalz 0,9% füllen
4. Portkammer tasten, mit der linken Hand fixieren und anstechen (bei korrekter Lage der Nadel ist ein Klick zu hören, wenn die Nadelspitze die Bodenplatte berührt)
5. Aspirationsversuch mit leerer Spritze, anschließend spülen mit 20 ml NaCl 0,9%
6. Infusion anschließen
7. Steriler Verband

<u>Infusion beenden</u>
1. Spülung mit 20 ml NaCl 0,9%
2. Heparin-Lock setzen (200 E in 5 ml, z.B. 2 ml Hep-Flush + 3 ml NaCl 0,9 %)
3. steriler Stöpsel

<u>Grippernadel ziehen</u> (max. Liegedauer 10 Tage)
1. Spülung mit 20 ml NaCl 0,9%
2. Heparin-Lock setzen (200 E in 5 ml)
3. Portkammer mit der linken Hand fixieren, Nadel entfernen (kräftig ziehen !)

Spülung nichtbenutzter Portsysteme
1. Alle 4 bis spätestens 6 Wochen Punktion des Portsystems mit Huber-Nadel Spülung mit 20 ml NaCl 0,9% (keine Aspiration !)
2. Heparin-Lock setzen (200 E in 5 ml)
3. Huber-Nadel entfernen

Nährlösungen können individuell aus Einzelkomponenten gemischt oder als Komplettlösungen bezogen werden. Als Standardbedarf für einen parenteralen Ersatz des gesamten Tagesbedarfes ist anzunehmen:

Volumen:	30-40 ml/kg plus Ersatz außergewöhnlicher Verluste
Energie:	30 kcal/kg
Substrate:	Eiweiß1.2, Glukose 3.5, Fett 1.5 g/kg
Elektrolyte:	Na 1.5, K 1.0, Ca 0.2, Mg 0.15, Phosphat 0.3 mmol/kg
Spurenelemente:	Fe, Zn, Cu, Mn, Mo, Cr, Se, J, F (jeweils Tagesbedarf nach DGE)
Vitamine:	B-Gruppe, C, A, D, E, K (jeweils Tagesbedarf nach DGE)

Für eine Mischung bieten sich **2-Komponenten-Konzepte** an: Aminosäure/-Glukose/Elektrolyt-Lösung + Lipidlösung.

Die wässrige Lösung sollte die Substrate in passendem Verhältnis enthalten. Lipidlösungen sollten 20%ig sein, um hohe Phospholipidkonzentrationen zu vermeiden. Es ist nicht bekannt, ob MCT-Lösungen (mit 50%-Anteil mittelkettiger Triglyzeride) einen Vorteil gegenüber reinen LCT-Lösungen bieten. Alternativ werden **Komplett-Lösungen (All-In-One-Systeme)** angeboten, die Lipide in einer zumischbaren Beutelkammer enthalten. Allen Systemen müssen die Spurenelemente und die empfindlichen Vitaminlösungen kurz vor Infusionsbeginn separat zugemischt werden.

Parenterale / Enterale Ernährung

Die max. Infusionsgeschwindigkeit ist pro Substrat 1 kcal/kg/h, d.h. die **Infusionsdauer** wird in der Regel 12-14 h pro Tag betragen. Bei mobilen Patienten hat sich eine zyklische Infusion über die Nachtstunden bewährt. Eine Regulierung der Infusionsrate kann über Schwerkraft und Drehventile oder über **tragbare elektrische Pumpen** erfolgen. Pumpen ermöglichen es, den Infusionsbeutel neben dem Bett zu lagern oder am Körper zu tragen.

Risiken sind:
- Port- oder Katheterinfekt mit Sepsis (Risiko: 0.1 pro Patient und Jahr)
- Portstenosierung (Risiko: 0.1 pro Patient und Jahr)
- Metabolische Entgleisung (v.a. Blutzucker, Triglyzeride, Elektrolyte)

Erforderliche Kontrollen:
täglich: Urinmenge, Temperatur, Puls, Allgemeinzustand
wöchentlich: Na, K, Ca, Kreatinin, Blutbild, Quickwert, Blutzucker, Triglyzeride, Harnstoff, GOT

Heimbetreuung

Eine Heimernährung kann sowohl für enterale als auch für parenterale Konzepte angeboten werden. Ein Betreuungsservice enteraler Ernährungsformen wird in der Regel von den großen Anbietern von Nährlösungen (Fresenius, Pfrimmer-Nutricia) kostenfrei angeboten. Für die tägliche Betreuung einer parenteralen Heimernährung müssen Patient, Angehörige, Hausarzt und ein lokales Pflegeteam geschult und eingewiesen werden, um das Therapierisiko gering zu halten. Diese Schulung kann von der betreuenden Klinik oder von spezialisierten regionalen oder überregionalen **kommerziellen Anbietern** (Fresenius-Caremark, Braun, Pfrimmer-Nutricia, Baxter) übernommen werden. Die Belieferung von standardisierten oder individuell komponierten Nährlösungen muss organisiert und kontrolliert werden. Engmaschige und regelmäßige klinische und laborchemische Kontrollen sind unbedingt erforderlich.

Die **Tageskosten** betragen für   heimenterale Ernährung: 10 – 40 EURO
heimparenterale Ernährung: 130 – 350 EURO

Angaben über Materialien und deren Anbieter finden Sie auf den Seiten 152 - 153

Neurolytische Nervenblockaden

Die Applikation neurolytischer Substanzen zur Schmerzlinderung bei Tumorpatienten erfolgte bereits 1870. Als Neurolytika werden heute Phenol, Alkohol oder 10%ige Kochsalzlösung eingesetzt. Nach Ausreizung der analgetisch wirksamen Substanzen nach dem WHO-Schema können **neuropathische Schmerzen** durch Plexus- oder Wurzelinfiltration/kompression oder periphere Neuropathien (Post-Zoster-Neuralgie, Postmastektomie-Syndrom, Postthorakotomie-Syndrom, radiogene Fibrose, Plexus brachialis-Infiltration beim Pancoast-Tumor) oder **somatisch nozizeptive** Ursachen (Rektum-Karzinom mit Os sacrum-Infiltration, Rippen- oder Pleura-Infiltration) mittels **periduraler oder intrathekaler Neurolyse** behandelt werden.

Die Applikation neurolytischer Substanzen in der Periduralraum erfolgt unter Bildwandler-Kontrolle mittels eines Spezialkatheters mit flexibler Spitze.

Indikationen

Neurolytische Nervenblockaden sollten in Betracht gezogen werden, wenn eine Schmerzlinderung nicht länger anhält als über die Wirkdauer der Lokalanästhetika. Eine Voraussetzung der Neurolyse ist immer die vorherige Testung mit Lokalanästhetika. Weitere Indikationen sind Brennparästhesien mit Hypersensitivität durch Einbeziehung des sympathischen Grenzstrangs bzw. dessen Ganglien

Neurolytische Substanzen:

Phenol

Die **intrathekale** Applikation führt zu einer generellen, teils reversiblen Zerstörung myelinisierter und nichtmyelinisierter Fasern des Rückenmarks. Histologische Veränderungen unterscheiden sich nicht von denen, die durch Alkohol hervorgerufen werden. Die Post-Injektionsneuritis ist unter Phenol deutlich seltener als unter Alkohol. Phenol soll eine höhere Affinität zum perineuralen und vaskulären Gewebe haben als zum neuralen. Die **peridurale** Phenolapplikation bewirkt keine Rückenmarkzerstörung im Gegensatz zur subarachnoidalen. **Phenol passiert die Dura nicht,** auch nicht über die Blätter der Nervenwurzeln. Eine 2%ige Lösung hat den gleichen Effekt wie ein Lokalanästhetikum ohne Gewebezerstörung. Die 3%ige Lösung entspricht einer 40%igen Alkohol-Lösung. Die üblicherweise eingesetzte 6%ige Lösung kann sicher angewandt werden zur periduralen Injektion (34). Die Mischung zur Erreichung niederprozentiger Lösungen (≤ 6%) erfolgt mit NaCl. Andere Lösungsverhältnisse (≥ 12 – 25%) erfolgen durch Zusatz von Glycerin wegen der besseren Löslichkeit. **Phenol ist hyperbar.**

Alkohol

Zur **peripheren bzw. intrathekalen** Applikation hat es sich i.Ggs. zur Plexus coeliakus-Neurolyse **nicht bewährt**. Die peridurale Ausdehnung ist größer, unpräziser und unkontrollierter als unter Phenol. Nach der Applikation von Alkohol peridural wurden gehäuft unerwünschte Reaktionen beschrieben: Übelkeit, Erbrechen, Hypotension, Brustschmerz und starkes Schwitzen. **Ethanol ist hypobar** und führt nicht selten bei periduraler Gabe zu Schmerzen (Neuritis) oberhalb der Injektionsstelle.

Neurolytische Nervenblockaden

NaCl

Eine 10%ige Lösung, die peridural zusammen mit Steroiden appliziert werden kann, hat sich in der Tumorschmerztherapie nicht durchgesetzt. Die schmerzlindernde Wirkung ist geringer als die des Alkohols oder Phenols. Eine Schädigung motorischer Faser findet nicht statt. Je höher die Osmolalität, desto länger ist die Dauer der Schmerzlinderung. NaCl 10 % ist **isobar hyperton**

Neurolyse des Ganglion-stellatum

Indikation

Die **Neurolyse** des **Ggl. stellatum** ist im Grunde genommen als **Kontraindikation** zu betrachten, da nicht abzusehen ist, wie sich das Neurolytikum im Zervikalbereich verteilt. Dennoch gibt es Situationen (Neuropathische Schmerzen beim Pancoast-Tumor), die nach Ausschöpfung anderer Möglichkeiten (Zervikale/Thorakale Periduralanästhesie) keine befriedigende Linderung bringen.

Nach positivem Ansprechen auf Bubivacain 0,5% kann, wenn eine intravenöse Guanethidin-Analgesie nicht den gleichen Effekt über einen längeren Zeitraum bewirkt, bei folgenden Schmerzzuständen die Neurolyse indiziert sein:

Postmastektomie-Syndrom mit Brennparästhesien im ipsilateralen Arm, Schulter und Gesicht. **Tumorinfiltration** in die obere Thoraxapertur mit Einbeziehung sympathischer Fasern (Ödem, Zyanose und Brennparästhesien). **Plexus brachialis- Neuropathie** nach Bestrahlung (heißer, schmerzhafter, geschwollener Arm). Schmerzen nach **radikaler Neckdissektion**.

Vorgehen

Die Platzierung der Nadel erfolgt wie beschrieben zur Stellatum-Blockade ventrolateral des 7. HWK, ca. 2 cm lateral und 3 cm cranial vom mittleren Jugulum oder 1 cm lateral und 1cm caudal vom Cricoid. Hat die Nadel den Querfortsatz des 7 HWK berührt, wird diese um 1-2 mm zurückgezogen und mit 2 ml Kontrastmittel in einem zweidimensionalen Bildwandler-Bild sichtbar gemacht. Nach negativer Aspiration wird langsam das Gemisch aus

---

1 ml Triamcenolon, 1,5 ml Bubivacain 0,5% und 2,5 ml Phenol 6% langsam appliziert.

Komplikationen

Wie bei der Gangl. Stellatum-Blockade beschrieben. Darüber hinaus kann ein permanentes Horner-Syndrom eintreten. Beide Verfahren können angewendet werden. Sie unterscheiden sich in der Analgesiequalität und der Analgesieausbreitung. Permanente unerwünschte Wirkungen sind ein weiterer limitierender Faktor. Die subarachnoidale Punktion ist sicherer wegen des Liquorrückflusses. Hingegen ist die peridurale Punktion nur sicher durch die Anästhesiequalität nach Einbringen eines Lokalanästhetikums. Während bei der intrathekalen Punktion und der Einbringung eines Analgetikums/ Anästhetikums/ Neurolytikums eine profunde Ausbreitung immer sicher ist,

Epidurale Neurolyse vers. intrathekale Neurolyse

ist, muss bei der periduralen Gabe dieser Substanzen zuvor eine relativ genaue Positionierung des Katheters erfolgen. In den meisten Fällen sind hierbei mehrere Segmente einzubeziehen. Die Analgesiedauer ist bei der subarachnoidalen Gabe wesentlich länger als bei der periduralen, dafür ist die Einbuße motorischer Qualitäten erheblich: Verlust der Blasen-, Dickdarm- und Sexualfunktion. Bei der epiduralen Applikation sind die motorischen Fasen (ventral) gegenüber den sensorischen (dorsal) nicht betroffen. Epidural wird meistens Phenol eingesetzt. Ethanol führt bei der Injektion zu starken Schmerzen, so dass zuvor ein Lokalanästhetikum injiziert werden muss. Dieses Dilutionsvolumen mindert die Qualität der Analgesie. Die Postinjektionsneuropathie und Rückenschmerzen nach der Alkoholgabe begrenzen den Einsatz des Ethanols.

Epidurale Phenolgabe

Indikation

Pleurainfiltration mit Rippenosteolysen, viscerale Schmerzen, Herpes zoster-Neuritis, Plexopatien, Rektum-Karzinom-Rezidiv mit ossärer und/oder Plexusinfiltration

Die epidurale Gabe von Phenol soll grundsätzlich wegen der Gefahr der subarachnoidalen Punktion **nicht als single dosis erfolgen**. Daher ist von vornherein die sichere Positionierung eines von sacral (Hiatus sacralis), lumbal, thorakal oder auch cervikal eingebrachten Spezialkatheters notwendig.
Der Patient **liegt auf der schmerzhaften Seite**. Danach wird bei der periduralen Punktion nach der Loss-of-resistance-Methode vorgegangen. Bei der sacralen Injektion muss der Eingang des Hiatus röntgenologisch dargestellt werden. Unter Bildwandler-Kontrolle wird der Spezialkatheter (Fa. Epimed, München) n. RACZ 1 bis 2 Segmente oberhalb des neurologisch zugeordneten Schmerzniveaus in der lateralen Positionierung platziert. Nach negativer Aspiration werden 3 ml 0.5% Carbostesin® als Testdosis gegeben. Danach kann mit der Gabe von 3-4 ml Phenol 6% in langsamen Schritten von 0,5 ml pro Einzelgabe begonnen werden. Danach bleibt der Pat. für ca. 1 Stunde in dieser Lage. Das Vorgehen muss in den darauffolgenden Tagen wiederholt werden, bis in den folgenden 3-4 Tagen eine überzeugende Schmerzlinderung eintritt. Die Schmerzlinderung hält bei diesem Vorgehen mehrere Monate an.

Intrathekale Phenolinjektion

Als Indikation sollte ausschließlich die Neuropathie bei der Plexus lumbosacralis-Infiltration gesehen werden. Grundsätzlich tritt hierbei eine Blasen- und Mastdarm-störung ein, die eine Anlage eines Anus praeters und/oder eines suprapubischen Katheters inotwendig macht. Die Injektion von 1 ml Phenol in Glycerin (hyperbar) pro Dermatom erfolgt wegen der extrem viskösen Lösung mittels einer Insulin-Spritze. Nach der subarachnoidalen Punktion in den Segmenten L2-L3 wird der Patient in die 30° Oberkörperhochlagerung gebracht

Neurolytische Nervenblockaden

Intrathekale Alkoholinjektion

Das Ausmaß der Substanzschädigung im Sinne der chemischen Rhizotomie hängt von der Konzentration des Ethanols ab. Es werden 95%-98%ige Lösungen verwendet. Der Erfolg der Neurolyse ist abhängig von der Zerstörung einer ausreichenden Anzahl afferenter Fasern.
Bei der Injektion des **Alkohols muß die schmerzhafte Seite des Patienten oben liegen** im Gegensatz zum Phenol. Die Menge, die pro Wurzel im Lumbal-Thorakal- oder Cervikalbereich gegeben wird, darf **1 ml nicht überschreiten.** Die **Injektionsgeschwindigkeit** sollte **0,1 ml pro Minute** nicht unterschreiten. Auch hier ist der Einsatz einer Insulin-Spritze sinnvoll.

Der Erfolg einer Neurolyse setzt nicht immer sofort ein, sondern meist innerhalb der ersten 24 Stunden. Bleibt er innerhalb dieser Zeit aus, kann am darauffolgenden Tag eine Wiederholung stattfinden. Bleibt auch danach die Schmerzlinderung aus, sind weitere Injektionen sinnlos. Möglicherweise handelt es sich um entzündlich bedingte Schmerzen, bei denen Neurolysen wenig erfolgreich sind.

Regionalanästhesiologische Methoden

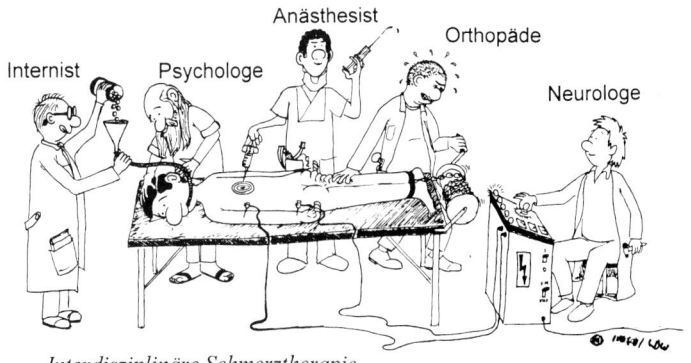

Interdisziplinäre Schmerztherapie

Regionalanästhesiologische Methoden

Symptathikusblockade

Ganglion stellatum

Assistenz

Ganglion cervikale superior

Lagerung: Rückenlage, Rolle unter die Schulter gelegt, wobei der Kopf rekliniert ist.

Zugang: Braunüle, EKG.

Punktion: Verbindungslinie zwischen beiden Sternocleido-Claviculargelenken. Auf den Mittelpunkt dieser Linie wird eine Senkrechte gefällt. 3 cm lateral und 3 cm cranial dieser Senkrechten liegt der Injektionspunkt. Der mediale Teil des M. sternocleidomastoideus wird mit 3 Fingern der freien Hand beiseite gezogen. Der Kopf wird leicht zur Gegenseite gedreht. Die Punktion erfolgt in senkrechter Richtung medial der A. carotis interna bis Knochenkontakt von C 6 erfolgt. Danach wird die Nadel minimal zurückgezogen. Das Aspirieren nicht vergessen.

Nadel: Grüne Mikrolanzennadel 0,8 x 40 mm.

Injektat: 15 ml Carbostesin 0,25% oder Scandicain 1% oder Xylonest 1%.

Gefäßerkrankungen z. B. M. Raynaud, versehentliche intraarterielle Injektionen. Neuropathische Schmerzen: Kausalgie, Herpes zoster, Phantomschmerz, Reflexdystrophie: M. Sudeck. Hörsturz, M. Menière, Zervikalsyndrom, Frozen shoulder.
In vielen Fällen wird hierbei ein Horner-Syndrom ausgelöst, das gleichzeitig eine erwünschte Nebenwirkung ist. Darüber muss aufgeklärt werden.

1. M. sternokleidomastoideus
2. Einstichpunkt
3. Klavikular

Komplikationen:

Rekurrensparese, Heiserkeit (Hyperämie der Stimmbänder). Gelegentlich können Schluckstörungen auftreten, die sich jedoch nach ca. 1 Stunde wieder legen

Regionalanästhesiologische Methoden

137

Sympathikusblockade

Plexus coeliacus

dorsomed. Zugang   Rö. Durchleuchtung

Assistenz

Lagerung:	Bauchlage, Hände liegen unter dem Kopf verschränkt.
Zugang	Braunüle, EKG-Überwachung.
Punktion:	Der Plexus coeliacus befindet sich im Bereich TH 6 – L2 rechts und links paraaortal.

Ventral der Aorta in Höhe LWK $_1$.

Variation von TH 12 – L 2

1. Verlauf der 12. Rippe mit Endpunkt anzeichnen.

2. Dortfortsätze TH 12 und des 1. Lendenwirbels einzeichnen.

3. Die Verbindungslinie beider Endpunkte der 12. Rippe verläuft durch den caudalen Endpunkt des Dornfortsatzes BWK 12. Ca. 7-8 cm lateral von diesem Punkt auf der vorgezeichneten Horizontale wird eine Senkrechte gelegt. Der Kreuzungspunkt ist gleichzeitig Injektionspunkt.

4. Vorschieben der Kanüle im Winkel von 45 Grad ventral, kranial, medial auf die Vorderkante des 1. LWK gerichtet. Die Vorderkante des 1. Lendenwirbelkörpers liegt zwischen den Dornfortsätzen TH 12 und LWK1. Nach 3-5 cm kommt Knochenkontakt zustande. (Proc. transversalis).
Jetzt wird die Nadel etwas zurückgezogen und mehr nach kranial ausgerichtet. Erneutes Vorschieben, wobei nach 8 cm der Wirbelkörper getroffen wird. Die Nadel wird jetzt erneut zurückgezogen und unter zusätzlicher Ventralisation und Lateralisierung im Winkel von ca. 80 Grad zur Haut vorgeschoben. Nach dem Passieren der Vorderkante (Resistenzverlust) maximal weiteres Vorschieben von 2 cm.

Röntgenbildwandler:	Die Rö-Kontrolle erfolgt auch hier in 2 Ebenen.
Nadel:	14 cm lange Stahlkanüle.

Regionalanästhesiologische Methoden

Injektat: 0,5%iges CARBOSTESIN 10 ml.

Bei dieser Form der Sympathikusblockade muss bedacht werden, dass es bereits unter der Injektion in diesem Raum zu einem erheblichen Blutdruckverlust kommen kann, der durch die Gabe von Plasmaexpandern aufgehoben werden kann. Die Kreislaufkontrolle hat unter intensivmedizinischen Gesichtspunkten für die Dauer von mindesten 6 Stunden stattzufinden.

Indikation: Herpes zoster abdominalis. Pankreaskarzinomschmerz. Beim Pankreaskarzinom werden in erster Linie neurolytische Nervenblockaden durchgeführt, wobei die Blockade mit 0,5%igem CARBOSTESIN zu diagnostischen Zwecken erforderlich ist.

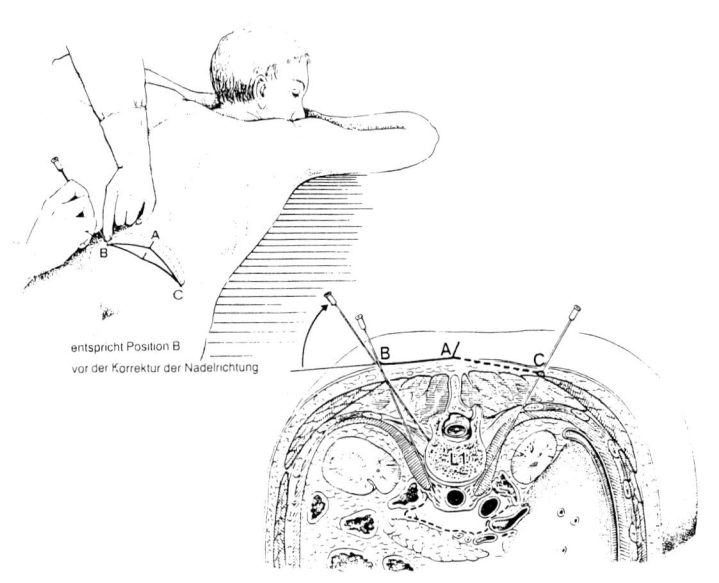

entspricht Position B
vor der Korrektur der Nadelrichtung

Blockade des Ganglion coeliacum. Querschnitt in Höhe von L 1. Die Nadel liegt retroperitoneal in der unmittelbaren Nachbarschaft von Aorta und V. cava.

Regionalanästhesiologische Methoden

Sympathikusblockade

dorsomed. Zugang Rö.-Durchleucht.

Assistenz

Lumbale Grenzstrangblockade

Lagerung:	Bauchlage mit Rolle unter dem Rippenbogen. Arme hängen über der Tischkante.
Zugang:	Braunüle, EKG.
Punktion:	Punktionsort: Ganglion von L2 bis L4 im anterolateralen Bereich der zugehörigen Wirbelkörper.

1. Wie bei der Paravertebralblockade eine Horizontale durch die kranialen Ränder der Dornfortsätze ziehen. Diese entsprechen dem Unterrand des zugehörigen Querfortsatzes.

2. Vertikale im Abstand von 4,5 cm parallel der Dornfortsätze.

3. Schnittpunkte sind die Injektionspunkte.

4. Nadel im Winkel von 45 Grad zur Haut mit kranial gerichteter Spitze zur Knochenberührung 4-5 cm auf den Querfortsatz gerichtet. Einstichtiefe markieren.

5. Nadel zurückziehen und dann im Winkel von 90 Grad zur Haut (w. Abb.) um 4-5 cm über die markierte Einstichtiefe hinaus vorschieben. Gesamte Stichtiefe ca. 9 cm. Mit der Nadelspitzenöffnung vom Periost weg vorschieben. Ansonsten zurückziehen und erneut vorschieben. Das Erreichen des paravertebralen Raumes erfolgt durch Millimeter weise Vorschieben der Nadel mit aufgesetzter Insulinspritze Beim Nachlassen dieses Widerstandes liegt die Nadel richtig.

Röntgen:	**6.** Jetzt Kontrastmittelgabe von 8 ml CONRAY verdünnt mit 4 ml XYLONEST 2%. Das Kontrastmittel verteilt sich "schlagartig". Die Röntgenkontrolle erfolgt in 2 Ebenen. Bei wolkenartiger Verteilung befindet sich die Nadel in falscher Position (Psoasmuskulatur). In diesem Falle muss die Nadel weiter vorgeschoben werden.
Nadel:	14 cm lange Stahlkanüle.
Injektat:	0,5%iges CARBOSTESIN 10 ml.

140 Regionalanästhesiologische Methoden

Sympathikusblockade

lateraler Zugang Rö-Durchleucht.

Lumbale Grenzstrangblockade

Lagerung: Seitenlage, Kissen unter die Gegenseite, um die Querfortsätze zu entfalten.

Zugang: Braunüle (EKG)

Punktion:
1. Markierung der Dornfortsätze von L_2 bis L_4.

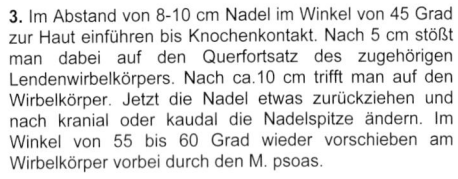

3. Im Abstand von 8-10 cm Nadel im Winkel von 45 Grad zur Haut einführen bis Knochenkontakt. Nach 5 cm stößt man dabei auf den Querfortsatz des zugehörigen Lendenwirbelkörpers. Nach ca.10 cm trifft man auf den Wirbelkörper. Jetzt die Nadel etwas zurückziehen und nach kranial oder kaudal die Nadelspitze ändern. Im Winkel von 55 bis 60 Grad wieder vorschieben am Wirbelkörper vorbei durch den M. psoas.

Markierung des Haut/Querfortsatzabstandes. Der doppelte Abstand (markieren) entspricht der Gesamtlänge bis zum Ganglion (im paravertebralen Raum). Die Nadelöffnung muß zum Wirbelkörper hinweisen. Erster Widerstandsverlust ist im Raum zwischen M. quadratus lumborum und M. psoas nach 7 cm zu verzeichnen.

Auch hier wird wieder eine aufgesetzte Insulinspritze (federnder Widerstand) verwendet. Bei Nachlassen des Widerstandes liegt die Nadel **richtig**.

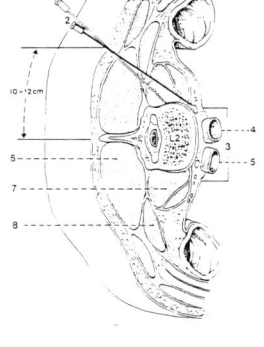

1. Die Nadel hat den Wirbelkörper erreicht.

2. Nach Zurückziehen und Richtungskorrektur wird die Nadel am Wirbelkörper vorbei geführt. Bei Erreichen der unmittelbar paravertebralen Region Widerstandsverlust fühlbar.

3: Paravertebraler Raum   6: M. errektor spinae

4: Aorta   7 M. psoas major

5: V. cava   8: M. quadrizeps lumborum

Regionalanästhesiologische Methoden

Röntgen	Rö-Bildwandler jetzt Kontrastmittelgabe von 8 ml CONRAY 60% verdünnt mit 4 ml XYLNONEST 2%. Das Kontrastmittel verteilt sich "schlagartig". Röntgenkontrolle erfolgt in 2 Ebenen. Bei wolkenartigem Verteilen **falsche** Lage. **Konsequenz:** Nadel weiter vorschieben.
Nadel:	14 cm lange Stahlkanüle.
Injektat:	0,5%iges CARBOSTESIN 10 ml.
Indikation:	Posttraumatische Schmerzen der unteren Extremitäten. Kausalgie, Herpes zoster, Phantom- oder Stumpfschmerz, Ulcus cruris, Durchblutungsstörungen der unteren Extremitäten im Stadium II-III nach Fontaine. Im Stadium II-IV nach Fontaine werden auch neurolytische Dauerblockaden durchgeführt.

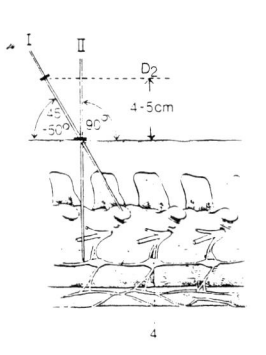

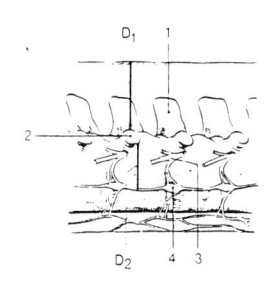

1: **Dornfortsatz**
2: **Querfortsatz**
3: **Zwischenwirbelloch mit Spinalnerv**
4: **Grenzstrang**

Regionalanästhesiologische Methoden

Sympathikusblockade

Guanethidin-Blockade

Assistenz

Obere und untere Extremität **Medikamentöse Sympathikusblock.**

Lagerung:	Rückenlage, EKG und RR-Kontrollen kontralateral.
Zugang:	Braunüle
Punktion:	1. Anlegen einer doppellumigen Blutleeremanschette.

2. Hochheben des Armes oder des Beines und Auswickeln mit einer elastischen Binde von distal nach proximal.

3. Aufblasen des proximalen Anteils der Manschette 50 mm über dem gemessenen systolischen Druck.

4. Nach dem Aufpumpen der proximalen Manschette 15 ml XYLONEST 0,5%ig injizieren. Wirkungseintritt Aufblasen der distalen Manschette. Jetzt 20 mg GUANETHITIN in 25 ml 0,9%igem NaCL gelöst **langsam** injizieren. Nach 10 Minuten ist ISMELIN (GUANETHIDIN) fixiert.

6. Jetzt langsames, intermittierendes Ablassen des Manschettendruckes.

Zusatz von 500 IE Heparin sind sinnvoll, da intravenöse Stase eintritt. Nach 2-3 Tagen Wiederholung der Blockade. Insgesamt ist eine dreimalige Blockierung möglich. Wirkdauer: 4-6 Wochen. Danach wiederholbar.

Indikation:	Sympathische Reflexdystrophie (CRPS) Morbus Sudeck.
Komplikation:	Bei zu schnellem bzw. frühzeitigen Ablassendes Manschettendrucks initialer Hypertonus. Hinweis darauf ist eine einsetzende Bradykardie, Schwindel, Krämpfe, vertiefte Atmung bis zur Apnoe. Therapeutische Konsequenz: Sofortiges Abbinden der Extremität. O_2-Gabe, Atropin und **SUPRARENIN** im Verhältnis 1:10 verdünnt **immer bereithalten!**
Injektat:	40 ml SCANDICAIN 0,5% obere Extremität. 70 ml SCANDICAIN 0,5% untere Extremität.

Facettenblockade

Rö-Durchleuchtung   Assistenz

Lage: Bauchlage

Punktion:
1. Quaddel mittels 1%igem MEAVERIN oder XYLONEST 1%ig.

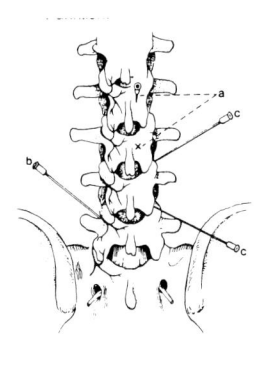

2. Zielpunkt ist der Oberrand des Processus transversus am Abgang des Wirbelkörpers. Punktionsstelle: 6 cm lateral wird eine Parallele zu den Processus spinosus der Lendenwirbelsäule gezogen. Diese Linie wird gekreuzt durch die Horizontale, die am Unterrand des Processus spinosus verläuft. Dieser Kreuzpunkt ist gleichzeitig Injektionspunkt. Die Nadel wird dabei in Richtung auf den Winkel, der zwischen dem Processus articularis superior und dem Oberrand des Processus transversus verläuft, vorgeschoben.

Die Punktion wird unter Rö-Bildwandlerkontrolle durchgeführt.

Nadel: Mikrolanze 6 cm lang, 0,6 mm stark, oder Spinalnadel 22 Gauge.

Injektat: 0,5%iges CARBOSTESIN 2ml.

Indikation: Postnukleotomie-Syndrom, Facettenatrophie. Als diagnostische Blockade vor der Thermokoagulation der nerval versorgenden Äste, die aus den Rami dorsales stammen.

Komplikation: Spinalanästhesie, peridurale Blockade oder intravasale Injektion.

Laminablockade

Lagerung:	Bauchlage.
Punktion:	Infiltration des Wirbelbogens. Betroffen ist die Region der Intervertebralgelenke. 1,5 cm lateral des Oberrandes des Dornfortsatzes mit senkrechter, sagittaler Punktionsrichtung. Punktionstiefe: 2-5cm, diese ist abhängig vom Punktionsort (BWS, LWS oder HWS). Das Injekat verteilt sich auf der Lamina und idealerweise zu den Rami mediales der Rami dorsales des Spinalnerven.
Nadel:	6 cm lang, 0,6 mm stark.
Injektat:	CARBOSTESION 0,5%ig 5-10 ml pro Segment.

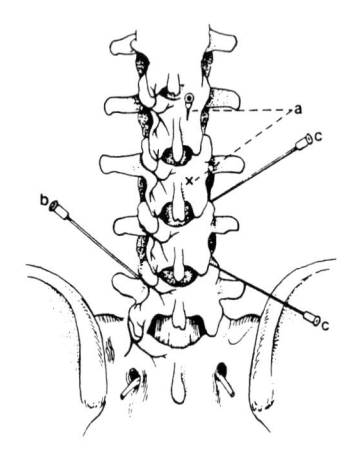

a: Injektion an die Lamina
b: Injektion an den Ramus medialis des dorsalen Astes des Spinalnerven
c: Intraartikuläre Injektion

Ileosakralgelenk-Blockade

Rö-Durchleuchtung

Lagerung:	Bauchlage.
Punktion:	Leitstruktur ist die Syndesmose zwischen Os ileum und Os sacrum. Punktiert wird das obere Drittel der Fuge: Verlängerung des kranialen Endes der Rima ani um ca. 10 cm. Von hier aus eine Senkrechte von ca. 6 cm. Die Punktionstiefe beträgt ca. 6 cm in sagittaler Richtung unter Durchleuchtung.
Nadel:	Spinalnadel 11 Gauge.
Injektat:	10 ml Carbostesin 0,5%ig als **therapeutische** Blockade, bei sicherem Sitz in der Fuge Injektion von 2 ml 10%igem NaCL. Wird hierbei ein Injektionsschmerz ausgelöst, wie er vor der Blockade bestand, ist die Blockierung des Gelenkes die Ursache. Sofort nach der Injektion des Kochsalzes erfolgt die Gabe von 2 ml XYLONEST 1% zur Schmerzunterdrückung. Der Schmerz wird durch das 10%ige Kochsalz hervorgerufen. Danach wird die therapeutische Dosis injiziert. Das Corticoid darf nur maximal 2 x während der gesamten gelenknahen Blockade gegeben werden.
Indikation:	Ileosacralgelenkblockierung.

Intercostalblockade

Lagerung:
: Seitenlage mit ventral und kranial extendiertem Arm. Die zu injizierende Seite liegt dabei oben.

  Der Ramus cutaneus lateralis als Hauptversorgungs-nerv zweigt zwischen der hinteren und der mittleren Axillarlinie neben dem Querfortsatz des Wirbels ab.

Punktion:
: Die Punktion erfolgt in der hinteren Axillarlinie, um den Ramus cutaneus mitzuerfassen.

  1. Palpation des unteren Rippenrandes.

  2. Hauptquaddel bis zum Periost.

  3. 4 cm lange Nadel auf das Periost vorschieben, die Haut über den unteren Rippenrand dabei herunterziehen. Wenn der Knochenkontakt verloren ist, weiteres Vorschieben um maximal 0,5 cm.

Nadel:
: 4-6 cm lange, 0,6-0,8 mm starke Kanüle.

Injektion:
: CARBOSTESIN 0,5%ig 3-5 ml.

Indikation:
: Neuropathische Schmerzen nach Herpes zoster oder nach Sternotomie.

Regionalanästhesiologische Methoden

Intrapleurale Analgesie

EKG Assistenz

Lagerung Seitenlagerung kontralateral zum Schmerz.

Punktion: Punktionsort ist der Intercostalraum, ca. 10 cm von der hinteren Axillarlinie entfernt.

1. Ausgedehnte Quaddel in Richtung oberer und unterer Rippe.

2. Touhynadel im Winkel von 45 Grad zur Haut vorschieben. Die Spitze wird dabei in craniomedialer Richtung bis zum Oberrand der unteren Rippe vorgeschoben, z.B. 5. ICR = 6. Rippe.

3. Mandrain entfernen. 10 ml Glasspritze aufsetzen und dabei auf Leichtgängigkeit achten.

4. Kanüle mit 3 ccm Luft weiter vorschieben, bis Perforation der Pleura parietalis (sensibel) spürbar wird.

5. Kanüle entfernen und sofort Periduralkatheter einführen, ca. 5-6 cm über die Nadelspitze hinaus.

6. Dann Nadel entfernen, Katheter festnähen und steril verbinden.

Nadel: Stumpfe 16er Periduralnadel, Glasspritze.

Injektat: CARBOSTESIN 0,5%ig 20 ml. Das Injizieren ist nach ca. 5 Stunden wiederholbar.

Indikation: Postoperativ oder posttraumatische Analgesie bzw. Neuralgien bei Herpes zoster

Komplikation: Ganz selten Pneumothorax.
Intoxikationssymptome mit Krämpfen bei hoher Resorption.

Regionalanästhesiologische Methoden

Paravertebralblockade

(Wurzelblock)

Rö-Durchleucht.   Assistenz

Lagerung:	Bauchlage mit Rolle unter dem Rippenbogen, Arme hängen über der Tischkante.
Zugang:	Braunüle, Infusion, Sedierung.
Punktion:	Punktionsort: Austrittstellen der Spinalnerven

1. Horizontale Verbindungslinie der Spinae iliacae posterior superior.
2. Horizontale durch die kranialen Ränder der Dornfortsätze. Diese entsprechen dem Unterrand des zugehörigen Querfortsatzes.

3. Parallelen 3,5 cm bds. zur Dornfortsatzreihe ziehen.

4. Schnittpunkte mit den Horizontalen sind die Injektionspunkte.

5. Weitere Punktionstechnik wie in der Abbildung zu sehen. Die Nadel wird dabei in einem Winkel ca. 80 Grad zur Haut in kranialer Richtung vorgeschoben.

Nadel:	Spinalnadel 22 Gauge, Ggfs. Nervenstimulator, lange Nadel 12 cm. Im HWS-Bereich 4-8 cm, im BWS-Bereich 8 cm und im LWS-Bereich 12 cm Tiefe bis zum Erreichen des Spinalnerven.
Injektat:	5 ml CARBOSTESIN 0,25% oder 5 ml XYLONEST 1% oder SCANDICAIN 1% pro Injektion.
Indikation:	Schmerzen im Bereich des zugehörigen Wurzelsegmentes

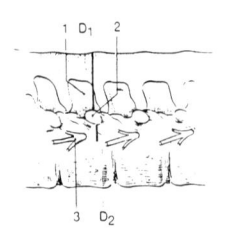

1: Dornfortsatz
2: Querfortsatz
3: Zwischenwirbelloch mit Spinalnerv
D_1: Distanz: Haut - Querfortsatz
D_2: Distanz: Querfortsatz - Injektionsgebiet

Notizen

Anhang / Produktbeschreibung

Port-Systeme

Port-: Systeme	Titan	Kunststoff	Im Set mit Katheter ja	Im Set mit Katheter nein	mit Pumpe kompatibel ja	mit Pumpe kompatibel nein	Firma	Bestell-Nr	Preis ca in Euro
A-Port 1007	x			x	x		Arrow über (Schwa-Medico) SIMS-Deltec	401007	350
Low Profile 1013		x		x	x			401013	350
Port-A-Cath	x		x			x			kA

Katheter

Katheter	Einzellieferung ja	Einzellieferung nein	Länge/Durchmesser	ID (mm) AD	Kompatibel mit Pumpe	Kompatibel mit Port	Firma	Bestell-Nr	Preis ca. in Euro
1)Intraspinalkath.	x		50 cm	0.76 1.5		x	Arrow (Schwa-Medico)	400200	
2)Intraspinalkath.		x	91 cm	0.50 0.9			SIMS-Deltec	im Set w.o.	kA
3)Periduralkath.		x	91 cm	0.50 1.2			SIMS-Deltec	im Set w.o.	kA
4)AlgoLine	x		85 cm	0.71 1.5	x		Medtronic	81104	302
5)InDura 2-teilig	x		63 cm	0.54 2.2	x		Medtronic	8711	304
6)InDura 1-teilig	x		89 cm	0.54 1.4	x		Medtronic	8709	304

Pumpe

Pumpe	Elektr. (EL) Gasdruck (GA)	Side-Port (S) Doppelsept.(D)	Flußge- schwindigk.	Reservoir. volumen	Port-Nadel	Bolus-N	Full-N	Kompatibel mit Katheter	PumpeFirma	Firma	Bestell-Nr	Preis ca in Euro
Therex (GA)	GA	D ohne S	0,5-1,8ml	30 ml	ja	ja	ja	1 + 5	Therex	Schwa-Medico	401001	3.835
Infusaid (GA)	GA	S extra	0,5 - 6 ml	32-50 ml	ja	ja	ja	nicht genannt	Therex	Pfizer	43550	8.436
Anschütz (GA)	GA											
Isomed (GA)	GA	S extra	0,5 - 2 ml	20-60 ml	nein	nein	nein	5 + 6	Therex	Medtronic	8472	3.835
Synchromed (EL)	EL	S extra programmierbar	flexibel	18 ml	ja	ja	ja	5 + 6	AlgoMed	Medtronic	8626	8.436

Punktionsnadel für Pumpe

Punktionsnadel	PumpeFirma	Firma	Bestell-Nr.	Preis ca in Euro
Huber-N. 22 G. 1,5Z	Therex	Schwa-Medico	401115	
Huber-N. 22 G. 2,0Z	Therex	Schwa-Medico	404030	
Winged Infusion	Therex	Schwa-Medico	404021	
Spezial Boluskanüle	AlgoMed	Schwa-Medico	400100	
Refil-Kit	InMed	Medtronic	86305	

Anhang / Produktbeschreibung

Punktionsnadel für Pumpe	Port-Nadel	Bolus-N	Füll-N	Pumpe	Firma	Bestell-Nr.	Preis ca. in Euro
Auffüll-Set	Sprotte/Huber-Kanüle	ja	ja		Isomed	8556/53	35
Bolus-Set	ja				IsoMed	8543	30
Refill-Set		ja	ja		SynchroMed	8551	31
Bolus-Set		ja	nein		SynchroMed	8540	31
Gripper-N 19-25 mm	ja	nein	nein		SIMS-Deltec	212733	
Surecan	ja	nein	nein	Therex	Braun-Melsungen	04439848	2
Algomed-Auffüllset					Medtronic	86305	215

Zubehör: Externer und interner Pumpen und Port-Systeme:

Pumpe	Reservoir	Bestell-Nr.:	Verlängerungsschläuche	Bestell-Nr.:	Firma:	Tel.:
CADD-PCA	50 - 200 ml	217031-24	50 - 114 cm	8088041	SIMS-Deltec	08091/551200
Pegasus	50 - 200 ml Pumpenkopf mit Druckaufnehmer	11305-320 10210	80 - 150 cm	0802720-MX 595 872288/89	LOGOMED	06171/624830

Untertunnelungsnadel
für intraspinale oder peridurale Katheter aller Stärken: 200-350 mm 808080 Portex über Schwa-Medico 0641/74944

Subcutan-Nadel
zur Medikamenten-Applikation	Länge des Verbindungsschlauches				
Therastick	60 cm			Fresenius	06171/600
Original-Perfusorleitung	75 cm			Braun-Melsungen	04101/38470

Bolus- und Füllnadel
Alternativvariante Huber-Nadeln für die Pumpen: Infusaid und Therex

Bolusnadel		4013	Therex über Schwa-Medico		0641/74944
Füllnadel	Surecan	04439848		Braun Melsungen	04101/38470

Splitting-Mandrain für intravenöse Port-Katheter-Systeme
Diese Mandrains werden auch zum Legen von „Pulmonalis-Kathetern" verwendet   Fa. Angiokard   04465/94840

Anhang / Produktbeschreibung

Material für die künstliche Ernährung

Sonden, PEG

Material: PVC nur für wenige Tage Liegedauer, sonst Polyurethan oder Silikon.
- naso-gastral: Länge ca. 100 cm, 14-18 F
- naso-duodenal: Länge ca. 120-130 cm, 7-10 F
- PEG: Länge ca. 35 cm, 9 - 20 F
- FKJ: Länge ca. 70 cm, 7 F

Anbieter: z.B. Fresenius, Nestle, Pfrimmer, Novartis, Abbott
- **Fresenius** Kabi Deutschland GmbH, 61346 Bad Homburg v.d.H., 06172-686.8200
- **Nestle** Clinical Nutrition GmbH, Prinzregentenstr.155, 81677 München, 0130-32244
- **Novartis** Nutrition GmbH, Zielstattstrasse 40, 81379 München, 089-7877.640
- **Pfrimmer** Nutricia GmbH, Am Weichselgarten 23, 91058 Erlangen, 09131-7782-0
- **Abbott** GmbH, Max-Plank-Ring 2, 65205 Wiesbaden, 06122-58-0

Broviac/Hickman-Katheter

- Broviac-Katheter: Länge 70-90 cm, 2.7-6.6 F, einlumig
- Hickman-Katheter: Länge 65-90 cm, 7-12 F, ein- bis dreilumig

Anbieter: z.B. C.R. Bard (Adresse s. unter Ports)

Ports

- Material: Kammer: Titan oder Silikon
- Gehäuse: Epoxid, Methyl-butadien-styren oder Polysulfon
- Membran: Silikon oder Polyurethan
- Kammer: 0.25-1.4 ml

Anbieter: z.B. Braun, Baxter, Bard, SIMS Deltec
- **B.Braun**-Dexon GmbH, Postfach 1251, 34283 Spangenberg, 05663-503.192
- **Baxter** Deutschland GmbH, Edisonstrasse 3-4, 85716 Unterschleißheim, 089-31701.600
- **C.R. Bard** GmbH, Wachhausstrasse 6, 76227 Karlsruhe, 0721-9445.124
- **SIMS Deltec** GmbH, Hauptstrasse 45-47, 85614 Kirchseeon, 08091-551.205

Huber, Gripper-Nadeln zur Portpunktion

Huber-Nadel ohne System
Gripper-Nadel mit System

Anbieter: z.B. Braun, Baxter, Bard, SIMS Deltec (Adressen s.o.)

Enterale Pumpen (Adressen s.o.)

- **Pfrimmer-Nutricia:** MicroMAX 100i (Dauertropf) oder 200i (Dauertropf + Bolus)
- **Fresenius:** Sondomat plus (Dauertropf + Bolus)
- **Novartis:** COMPAT-Standard (Dauertropf), COMPAT-Handy (Dauertropf + Bolus)
- **Nestle:** UltraPump 2600 (Dauertropf)

Anhang / Produktbeschreibung

> Pumpen für die enterale Ernährung dürfen nicht für parenterale Infusionen eingesetzt werden

Pumpen für parenterale Errnährung

Baxter: 6060 Homerun (Adresse s.o.)
SIMS-Deltec: CADD-5700 (Adresse s.o.)
Prontomed: Microject (Einmal-Pumpen für 13 Liter Pumpvolumen)
Prontomed GmbH, Am Bahndamm 70, 32120 Hiddenhausen, 05221-69 00 01

Enterale Lösungen (in der Regel Sondennahrung mit Ballaststoffen; Adressen s.o.)

z.B.: Biosorb plus Sonde (Pfrimmer-Nutricia)
Nutrison MultiFibre (Pfrimmer-Nutricia); Nutrison Diabetes (ölsäurereich)
Fresubin plus Sonde (Fresenius); Supportan (Fresenius; lipidreich)
Isosource Faser (Novartis)
Osmolite mit Ballaststoffen (Abbott); Pulmocare (Abbott; lipidreich)
Sondalis Plus (Nestle); Modulen lipid (Nestle; lipidreich)

PN-Lösungen

2-Komponenten
Combiplasmal,
1000 ml = 780 kcal, 45 g Aminosäuren, 150 g Kohlenhydrate (B. Braun)
Aminomix-1,
1000 ml = 1025 kcal, 50 g Aminosäuren, 200 g Glukose (Fresenius-Kabi)
Lipofundin 20% MCT, 250 ml= 450 kcal, 50 g Fett (50% MCT, 50% LCT; B.Braun)
Lipovenös 20%, 250 ml = 450 kcal, 50 g Fett (100% LCT; Fresenius Kabi)
Clinoleic 20%, 250 ml = 450 kcal, 50 g Fett (65% Ölsäure; Baxter)

All-In-One

Nutriflex Lipid plus 1250 ml = 1242 kcal, 48 g AA,150 g G, 50 g F (B. Braun)
Nutriflex Lipid basal 1875 ml = 1617 kcal, 48 g AA,188 g G, 75 g F (B. Braun)
Clinomel 3.4% GF-E, 2000 ml = 2030 kcal, 68 g AA, 240 g G, 80 g F (Baxter)

Spurenelemente

Addel N (Pharmacia & Upjohn)	Tagesbedarf nach DGE
Tracitrans plus (Fresenius-Kabi)	Tagesbedarf nach DGE
Tracutil (B. Braun Melsungen)	Tagesbedarf nach DGE

Vitamine

Cernevit (Baxter): Tagesbedarf A,D,E,C,B-Gruppe (kein K)
Vitalipid Adult (Pharmacia&Upjohn): Tagesbedarf A,D,E,K (kein B, C)
Soluvit N (Pharmacia&Upjohn): 50%-Tagesbedarf C, B-Gruppe (kein A,D,E,K)

154 Anhang / VAS-Scala

Erläuterungen:

- **VRS: (Verbal Rating Scale)**   1 = kein Schmerz

   2 = leichter Schmerz

   3 = mäßig starker Schmerz

   4 = starker Schmerz

   5 = sehr starker Schmerz

   6 = stärkster vorstellbarer Schmerz

- **NAS: (Numerische Analogskala) in Prozent**

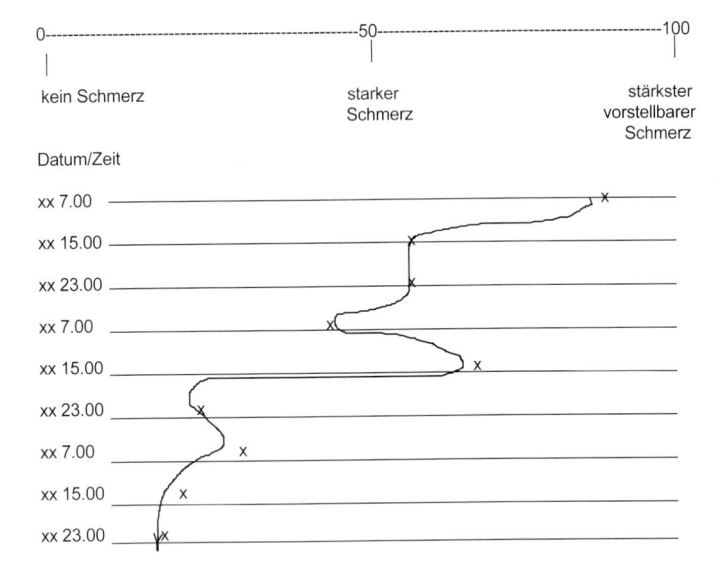

```
0------------------------------------------------50------------------------------------------------100
|                                                |                                                  |
kein Schmerz                                starker                                          stärkster
                                            Schmerz                                          vorstellbarer
                                                                                             Schmerz
```

Datum/Zeit

xx 7.00

xx 15.00

xx 23.00

xx 7.00

xx 15.00

xx 23.00

xx 7.00

xx 15.00

xx 23.00

Patientenkontrollierte Analgesie (PCA)

Die "patient controlled analgesia" (PCA) hat sich in den letzten Jahren als ein Standardverfahren der postoperativen Schmerztherapie etabliert. Es wurde gezeigt, dass diese Methode wie keine andere dem individuellen Bedürfnis des Patienten nach suffizienter Analgesie nahe kommt und zugleich das therapeutische Prinzip einer effektiven und sicheren Schmerz- und Stressreduktion erfüllt. Unter diesem Aspekt wird die PCA auch zunehmend in verschiedenen Phasen der Tumorschmerztherapie oder zur Ermittlung der Opiatsensibilität chronisch benigner Schmerzen eingesetzt.

Therapiekonzept

Das therapeutische Prinzip der PCA besteht in der **parenteralen Selbstmedikation** des Kranken, d.h. die Patienten bestimmen Zeitpunkt und Dosisintervall der Medikamenteninjektionen und damit ihr persönliches Schmerz- und Analgesieniveau. Die Rahmenbedingungen der Therapie, Standards sowie das Medikament selbst werden vorher durch den Arzt festgelegt.

Unter der meist *intravenös* durchgeführten Applikation, bekannt sind daneben transnasale, subcutane und epidurale Verabreichungswege, ergeben sich die Möglichkeiten einer *individuellen dynamischen Analgesietitration*, bei zeitgerechter *prophylaktischer* Anwendung. Durch die Entwicklung portabler Pumpensysteme handelt es sich außerdem um ein *mobiles* schmerztherapeutisches Verfahren.

Klinische Einsatzgebiete und Indikationen

Die PCA kann immer dann, wenn erfahrungsgemäß ein hoher, interindividuell schwankender Analgetikabedarf besteht und regionalanaesthesiologische Verfahren abgelehnt werden oder kontraindiziert sind, zur Anwendung kommen.

- **perioperativ**
  osteosynthetische Operationen (Extremitäten, Gelenke, Wirbelsäule)
  abdominelle und thorakale Eingriffe
- **Verbrennungen**
- **geplante Durchführung wiederholt schmerzhafter Maßnahmen**
  Verbandswechsel, Mobilisation u.a.
- **onkologische Erkrankungen**
  Dosisfindung und Ermittlung der Opiatsensibilität in der Tumorschmerztherapie
  Sichelzellkrisen u.a.
- **internistische Krankheitsbilder**
  Nieren- oder Gallenkoliken, Ischaemie, Pankreatitis, andere Schmerzsyndrome bei vorbestehendem erhöhten Analgetikabedarf

Kontraindikationen

Unfähigkeit oder Unwille, das System sinnvoll zu bedienen
- Medikamentenunverträglichkeit Hypovolämie, opiatbedingte Atemdepression (unmittelbar postoperativ)

Patientenkontrollierte Analgesie PCA)

- <u>Vorsicht bei:</u>

vorbestehendem Medikamenten- und Drogenabusus, schwerem SHT und Hirndruckzeichen, bronchopulmonalen Vorerkrankungen oder fortgeschrittenen Muskelerkrankungen.

Risiken und Nebenwirkungen

Es gelten alle bekannten Nebenwirkungen der Opioide:
- Übelkeit und Erbrechen sind die am häufigsten zu beobachtenden Begleiterscheinungen.
- Die Inzidenz bedrohlicher Atemdepressionen im Rahmen der PCA bei Einsatz stark wirksamer Opioide ist niedrig und beträgt 0,4%.
- Die Gefahr der Überdosierung besteht vor allem durch unkontrollierte Begleitmedikation, bei Verzicht auf ein Rückschlagventil am zuführenden Infusionssystem oder Gerätedefekten.

Deshalb auf *Vigilanzstörungen* achten !

Patientenkriterien

Keine Altersgrenzen; empfohlenes Mindestalter bei Kindern 5 Jahre, Kooperationsfähigkeit, geistiges und manuelles Verständnis für die PCA-Pumpe.

Technische Voraussetzungen

- **programmierbare Spritzenpumpen**
  <u>obligate Merkmale:</u> Laufgenauigkeit (+/- 3%), Dosierungsbereich in Milli- und Mikrogramm zum Einsatz in der Paediatrie, Sicherung gegen Mißbrauch durch Abschließbarkeit und Programmierschlüssel, leichte Bedienung;
  <u>Programmiereinheiten:</u> Initialbolus, Konzentration, Bolusgröße, Basalrate (inaktivierbar), Minutensperrintervall und Limits zur Begrenzung von Höchstdosen (nicht inaktivierbar), Datenspeicher.
- **Infusionssysteme mit integriertem Rückschlagventil**
  immer patientennah anschließen
- **Überwachungsmöglichkeiten**
  z.B. Pulsoxymetrie.

Organisatorische Rahmenbedingungen

- <u>Zuständigkeitsbestimmung</u>.
- Regelmäßige Durchführung von <u>Schmerzvisiten</u> (Therapiekontrollen) mindestens einmal pro Tag unter Einbeziehung eines schmerztherapeutisch versierten
- Facharztes. Wenn möglich Einrichtung eines Akutschmerzdienstes über 24 Stunden Aufgaben des Schmerzdienstes sind die Prüfung und Dokumentation
- von Effektivität und Nebenwirkungen sowie erforderliche Modifikationen der Therapie Dazu gehören die Prüfung der Vitalparameter, Dosisanpassung, Neuprogrammierung und Pumpenfüllung.

Patientenkontrollierte Analgesie (PCA)

- <u>Qualitätssicherung</u> durch Dokumentation von Analgetikabedarf, Restschmerz und Nebenwirkungen, ggf. Vitalparameter (RR, SaO2, Atemfrequenz, Vigilanzscore).

Therapiegestaltung

- Indikationsstellung und Aufklärung (präoperativ!)
- Ermitteln des individuellen Analgetikabedarfes unter kontinuierlicher Überwachung (Aufwachraum, Intensiveinheit)
- Pumpenprogrammierung
- Therapiekontrolle durch regelmäßig durchgeführte Schmerzvisiten, Dokumentation
- interdisziplinäre Zusammenarbeit:
  Therapiemodifikation und Beenden der PCA-Therapie in Kooperation mit dem behandelnden Stationsarzt

Menügeführte Programmierung der PCA-Infusomaten

- **Initialbolus:** Meist manuell applizierte intravenöse Titrationsdosis, zur Ermittlung der individuellen Dosierung und Verträglichkeit, erfordert die Überwachung der Vitalfunktionen.

- **Konzentration:** Medikamentenkonzentration in mg/ml.

- **Bolusgröße:** Vorgegebene Applikationsmenge, die als Einzeldosis intermittierend angefordert werden kann.
  Je größer der Bolus, desto höher ist das Risiko für das Auftreten von unerwünschten Begleiterscheinungen.

- **Sperrzeit:** Programmierbares Minutensperrintervall zwischen den Einzelanforderungen durch den Patienten.

- **Basalrate:** Bedarfsunabhängige Dauerinfusion, geeignet für Patienten mit konstanten Dauerschmerzen (Tumorschmerztherapie); erfordert die kontinuierliche Überwachung der Vitalfunktionen. **Bei Kindern sehr zurückhaltend**

- **Bolusrate:** Infusionsgeschwindigkeit der jeweils angeforderten Einzeldosis in mg/h.
  Langsamere Bolusraten verzögern den Wirkungseintritt, reduzieren jedoch die Wahrscheinlichkeit für das Auftreten von Nebenwirkungen.

- **Menge/Zeit:** Dosislimitierung in Stunden, in Abhängigkeit von dem eingesetzten Medikament und der Bolusgrösse.
  Eine Sperre, die durch Alarmierung den Verantwortlichen auf einen hohen Medikamentenbedarf aufmerksam macht.

Patientenkontrollierte Analgesie (PCA)

PCA-Betriebsarten

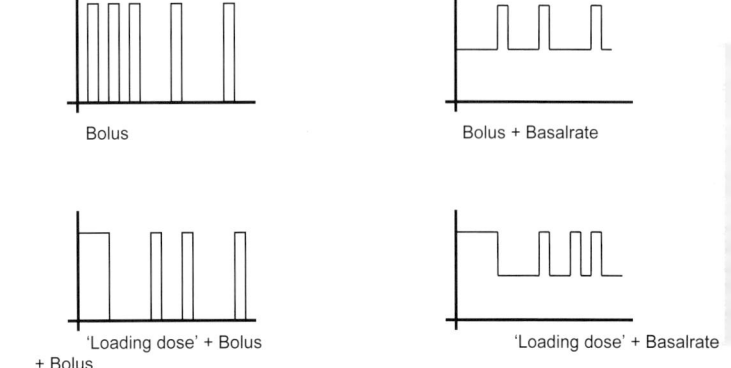

Bolus

Bolus + Basalrate

'Loading dose' + Bolus

'Loading dose' + Basalrate + Bolus

Medikation und Applikation

Zum Einsatz eignen sich alle bekannten Opioide, die meisten Erfahrungen existieren jedoch für die Anwendung von **Tramadol, Piritramid und Morphin**.
Neben einer möglichen subcutanen und epiduralen Verabreichung beziehen sich die vorliegenden Empfehlungen auf die **intravenöse** Applikation.

Eine frühzeitige Einleitung einer medikamentösen Kombinationstherapie mit Nicht-Opioid Analgetika ist meist anzuraten, um den Opiatbedarf des Patienten zu minimieren.
Auch die gleichzeitige Gabe von **Antiemetika** erscheint oft sinnvoll, hierbei ist jedoch eine mögliche Beeinträchtigung der Vigilanz zu berücksichten.

Patientenkontrollierte Analgesie (PCA)

**Dosisempfehlungen und Pumpenprogrammierung
der patienten-kontrollierten Analgesie**

Erwachsene:

Pumpen- programmierung	Tramadol Tramal ®	Piritramid Dipidolor ®	Morphin
Titrationsdosis	0,25-0,5 mg/kg KG	0,03-0,06 mg/kg KG	0,02-0,05 mg/kg KG
Initialbolus	20 - 40 mg	3 - 5 mg	2 - 3 mg
PCA-Bolus	0,3 mg/kg KG	1,5 - 3 mg	1 - 2 mg
Bolusrate	490 mg/h	50 mg/h	60 mg/h
Minuten- Sperrintervall	10 min.	10 min.	10 min.
4-Std. Max.-Dosis	200 mg	30 mg	25 mg
12-Std. Max.-Dosis	500 mg	45 mg	40 mg

Kinder:

Initialbolus	0,5 - 1,0 mg/kg KG	0,05 - 0,1 mg/kg	0,05 - 0,1 mg/kg KG
PCA-Bolus	0,5 mg/kg KG	0,03 mg/kg KG	0,02 mg/kg KG
Minuten- Sperrintervall	10	10 min.	10 min.
4-Std. Max.-Dosis	8 mg/kgKG	0,5 mg/kgKG	0,3 mg/kg KG
Basalrate	**inaktiv**	**inaktiv**	**inaktiv**

Opioidapplikationstabellen

Subcutane, intravenöse, peridurale, intrathekale

OPIOIDAPPLIKATION:	Kassettenvolumen =	100 ml
	Morphinkonzentration =	20 mg pro ml
DOSIERUNG:	Morphin 2 % =	5 ml
	NaCl 0,9 % =	95 ml

KONZENTRATION: 100 mg / 100 ml = 1mg / ml

mg / h	mg / 24h	ml / h	ml / 24h
0.10	2.4	0.1	2.4
0.20	4.8	0.2	4.8
0.30	7.2	0.3	7.2
0.40	9.6	0.4	9.6
0.50	12.0	0.5	12.0
0.60	14.4	0.6	14.4
0.70	16.8	0.7	16.8
0.80	19.2	0.8	19.2
0.90	21.6	0.9	21.6
1.00	24.0	1.0	24.0
1.10	26.4	1.1	26.4
1.20	28.8	1.2	28.8
1.30	31.2	1.3	31.2
1.40	33.6	1.4	33.6
1.50	36.0	1.5	36.0
1.60	38.4	1.6	38.4
1.70	40.8	1.7	40.8
1.80	43.2	1.8	43.2
1.90	45.6	1.9	45.6
2.00	48.0	2.0	48.0

Opioidapplikationstabellen

Subcutane, intravenöse, peridurale, intrathekale

OPIOIDAPPLIKATION:	Kassettenvolumen =	100 ml
	Morphinkonzentration =	20 mg pro ml
DOSIERUNG:	Morphin 2 % =	10 ml
	NaCl 0,9 % =	90 ml
KONZENTRATION:	**200 mg / 100 ml =**	**2 mg / ml**

mg / h	mg / 24h	ml / h	ml / 24h
0.20	4.8	0.10	2.4
0.30	7.2	0.15	3.6
0.40	9.6	0.20	4.8
0.50	12.0	0.25	6.0
0.60	14.4	0.30	7.2
0.70	16.8	0.35	8.4
0.80	19.2	0.40	9.6
0.90	21.6	0.45	10.8
1.00	24.0	0.50	12.0
1.10	26.4	0.55	13.2
1.20	28.8	0.60	14.4
1.30	31.2	0.65	15.6
1.40	33.6	0.70	16.8
1.50	36.0	0.75	18.0
1.60	38.4	0.80	19.2
1.70	40.8	0.85	20.4
1.80	43.2	0.90	21.6
1.90	45.6	0.95	22.8
2.00	48.0	1.00	24.0
2.10	50.4	1.05	25.2

Opioidapplikationstabellen

Subcutane, intravenöse, peridurale, intrathekale

OPIOIDAPPLIKATION:	Kassettenvolumen =	100 ml
	Morphinkonzentration =	20 mg pro ml

DOSIERUNG:	Morphin 2 % =	25 ml
	NaCl 0,9 % =	75 ml

KONZENTRATION: 500 mg / 100 ml =   5 mg / ml

mg / h	mg / 24h	ml / h	ml / 24h
0.5	12	0.1	2.4
1.0	24	0.2	4.8
1.5	36	0.3	7.2
2.0	48	0.4	9.6
2.5	60	0.5	12.0
3.0	72	0.6	14.4
3.5	84	0.7	16.8
4.0	96	0.8	19.2
4.5	108	0.9	21.6
5.0	120	1.0	24.0
5.5	132	1.1	26.4
6.0	144	1.2	28.8
6.5	156	1.3	31.2
7.0	168	1.4	33.6
7.5	180	1.5	36.0
8.0	192	1.6	38.4
8.5	204	1.7	40.8
9.0	216	1.8	43.2
9.5	228	1.9	45.6
10.0	240	2.0	48.0

Opioidapplikationstabellen

Subcutane, intravenöse, peridurale, intrathekale

OPIOIDAPPLIKATION:	Kassettenvolumen =	100 ml
	Morphinkonzentration =	20 mg pro ml
DOSIERUNG:	Morphin 2 % =	50 ml
	NaCl 0,9 % =	50 ml

KONZENTRATION: **1000 mg / 100 ml =** **10 mg / ml**

mg / h	mg / 24h	ml / h	ml / 24h
1.0	24	0.10	2.4
1.5	36	0.15	3.6
2.0	48	0.20	4.8
2.5	60	0.25	6.0
3.0	72	0.30	7.2
3.5	84	0.35	8.4
4.0	96	0.40	9.6
4.5	108	0.45	10.8
5.0	120	0.50	12.0
5.5	132	0.55	13.2
6.0	144	0.60	14.4
6.5	156	0.65	15.6
7.0	168	0.70	16.8
7.5	180	0.75	18.0
8.0	192	0.80	19.2
8.5	204	0.85	20.4
9.0	216	0.90	21.6
9.5	228	0.95	22.8
10.0	240	1.00	24.0
10.5	252	1.05	25.2
11.0	264	1.10	26.4

Literaturverzeichnis

1 **Andrews PLR, Sanger GJ** (1993) Emesis in anticancer-therapy. Chapmann & Hall, UK

2 **Aschoff L** (1987) Neurotransmitter und Schmerz. In Kocher Psychopharmaka bei chronischen Schmerzen. Thieme-Verlag

3 **Aulbert E, Zech D Ed.**(1997), Lehrbuch der Palliativmedizin, Schattauer-Verlag Stuttgart

4 **Aulbert E** (1993) Paliative internistisch-onkologische Therapie unter dem Gesichtspunkt einer erleichterten Krankheitsbewältigung. In Aulbert (Ed): Bewältigungshilfen für den Krebspatienten, Thieme-Verlag Stuttgart

5 **Bonika, J.J. Ed.**(1990) The management of Pain. II. Ed. Lea & Febiger (UK)

6 **Bowdler I** (1989) Tumorschmerztherapie. Springer Verlag

7 **Broadley KE** (1996) Ketamine injection used orally. Palliative Medicine 10:247-250

8 **Bruera E, Pereira J, Watanabe S, Belzile M, Kuehn N, Hanson J** (1996) Opioid rotation in patient with cancer pain. Cancer 78,4: 852-857

8a. **Bruera E:** Subcutaneous administration of opioids in the management of cancer pain. In: Foley K, Ventafridda V (eds): Advances in pain research and therapy, vol. 16. Raven Press: 203, 1990

8b. **Bruera E, Ripamonti C:** Alternate routes of administration of opioids. In: Patt RB (ed): Cancer Pain. Lippincott, Philadelphia: 161-184, 1993

9 **Camann RW** et al (1992) A comparison of intrathecal, epidural and intravenous sufentanil for labor analgesia. Anesthesiology 77:884-887

10 **Campa III AJ, Payne R** (1993) Pain syndromes due to cancer treatment. In Patt, R.B. (Ed) Cancer Pain:41-56. Lippincott Company, Philadelphia

11 **Donner B, Zenz M, Strumpf M** (1998) Long term treatmentof cancer pain with transdermal Fentanyl. J Pain Sympt Management Vol. 15, 3: 168-175

12 **Donner B, Zenz M, Tryba M, Strumpf M** (1996) Direct konversion from oral morphine to transdermal fentanyl. Pain 64:527-534

13 **Freye E** (1992) Opioide in der Medizin. S. 60-78

14 **Glynn S, Lloyd** (1976) Roy. Soc. Med. S. 369

15 **Hänsel R** (1993) Phytopharmaka. Grundlagen und Praxis. Springer-Verlag, Heidelberg

16 **Hanekop G, Beck D, Ensink FBM** (1996) Schmerztherapie bei Tumorpatienten. Onkologe 2: 556-573

17 **Husebo S, Klaschik E,** (1998) Palliativmedizin. Springer-Verlag, Heidelberg

18 **Illiger HJ, Bornmann L, Herdrich K** (1995) Arzneimittelinteraktionen bei der Therapie maligner Erkrankungen. In Asta Medica Oncology, Zuckerschwerdt Verlag

19 **Leopold G,** (1992) in Klinische Pharmakologie, 2, 8:151

20 **Lynch J, Zech D, Grond S** (1992) The role of intrathecal neurolysis in the treatment of cancer related perianal and perineal pain. Pall Med 6: 140-145

21 **Norton WS, Lak SA** (1989) Controll of symptoms other than pain. In Twycross RG, Ventafridda V, Ed: The continous care of cancer patient. Pergamon Press, Oxford

22 **Patt, R.B.** Ed.(1993) Cancer Pain. Lippincott Company, Philadelphia

23 **Porter T** (1994) Current opinion in oncology 6: 607-610

24 **Sharfmann W H, Walsh TD** (1990) Has the analgesic efficacy of neurolytic celiaca plexus block being demonstrated in pancreatic pain? Pain 41: 267-271

25 **Stamer U, Maier C** (1992) Ambulante Epiduralanalgesie bei Tumorpatienten - Ein überholtes Verfahren? Anästhesist 41: 288-296

26 **Schüle-Hein K** (1993) Palliative Strahlenbehandlung. In Aulbert (Ed): Bewältigungshilfen für den Krebspatienten, Thieme-Verlag Stuttgart

27 **Sinatra R** (1991) In currant methods of controlling....In: The Yale journal of biology and medicine 64: 351-374

28 **Thoden J** (1992) Medikamentöse Therapie neuropathischer Schmerzen. Der Schmerz 6: 77-81

29 **Yaksh TL, Malmberg AB** (1994) Interaction of spinal modulatory receptor systems. In Fields HL, Liebeskind JC (Ed) Pharmacological approaches in the treatment of chronic pain. IASP Press, Vol 1:151-173

30 **Zech D, Radbruch L, Grond S, Hinck T, Koulousakis A** (1992) Hochdosierte Clonidin-Fentanylgabe bei 2 Patienten mit tumorbedingten Deafferenzierungsschmerzen. Abstract Bielefelder Schmerzkongress: S 12

31 **Ch. Bischoff** (1999) Persönliche Mitteilung. Neurologische Klinik der TU-München

32 **E. Klaschik** (1999) Persönliche Mitteilung. Zentrum für Palliativmedizin des Malteser-Krankenhauses Bonn

33 **Ochs A, Reimann I. W.** (1995) Baclofen intrathekal. Georg Thieme Verlag Stuttgart

34 **Arter O. E., Racz G.** (1990) Pain Management of the Oncologic Patient. Seminars in Surgical Oncology 6: 162-172

Notizen